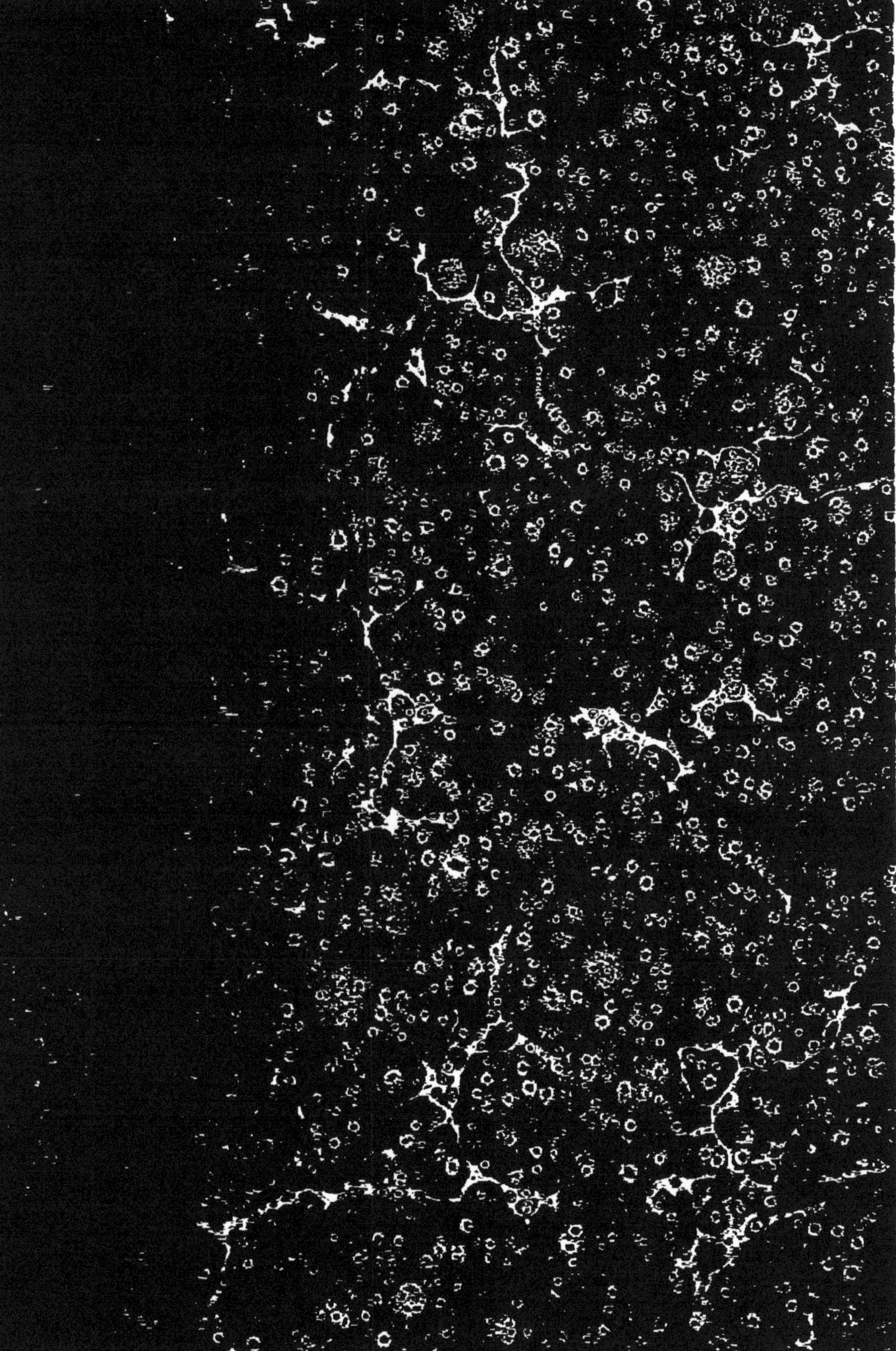

DE L'ÉTAT

ACTUEL

DE LA MÉDECINE

EN FRANCE;

Dissertation épistolaire d'un Allemand,
adressée à un de ses compatriotes;

CONTENANT

L'Histoire de la découverte des lois de la vitalité, la démonstration de l'absence complète de leur théorie dans les ouvrages adoptés par la Faculté de médecine de Paris pour l'enseignement public, et des résultats funestes de cette omission sur toutes les doctrines de cette Faculté ; le récit de ses discordes et de ses rivalités avec les autres Facultés de médecine de France, et de sa tendance à une centralisation dans son sein de l'enseignement sous l'empire d'une doctrine exclusive, extrait littéralement du journal de médecine l'*Esculape ;* enfin l'examen des Théories de la Faculté de médecine de Paris.

PARIS,

DELONCHANT ET **MAILLARD**, LIBRAIRES,

Successeurs de M. DELAUNAY,

Palais-Royal, 182-183.

1841.

[illegible]

[illegible]

[illegible]

[illegible]
[illegible]

[illegible]

[illegible]
[illegible]
[illegible]
[illegible]
[illegible]
[illegible]

[illegible]
[illegible]
[illegible]

[illegible]

[illegible]
[illegible]
[illegible]

ERRATA.

Page 8, ligne 3, *après le mot* et *ajoutez* qui.

— 14, — 3, *au lieu de* trouvé *lisez* trouvées.

— 18, — 9, *au lieu de* qui y est relative *lisez* qui est relative à la vitalité.

— 24, — 9, *au lieu de* la discuter, de la corriger, *lisez* de le discuter, de le corriger.

— 36, — 16, *après le mot* et *ajoutez* dans l'ignorance.

— 38, — 14, *au lieu de* Erasistrade *lisez* Erasistrate.

— 41, — 6, *après le mot* fixe *ajoutez* et.

— 41, — 7, *effacez les mots* et simultané.

— 41, — 8, *effacez le mot* ici.

— 42, — 28, *au lieu de* leurs *lisez* ses.

— 47, — 2, *après le mot* homme *placez* un point.

— 47, — 50, *après* maladies *ajoutez* celles.

— 54, — 6, *au lieu de* lui *lisez* leur.

— 75, — 2, *au lieu de* celles *lisez* celle.

— 82, — 6, *au lieu de* qu'elles *lisez* qu'ils.

— 92, — 23, *au lieu de* reprend *lisez* répond.

— 94, — 5, *au lieu de* pupilles *lisez* papilles.

— 97, — 17, *au lieu de* formant *lisez* forment.

— 97, — 26, *au lieu de* n'eut vu *lisez* eut vu.

—112, — 11, *au lieu de* n'en produisent *lisez* ne produisent.

—118, — 20, *au lieu de* les modifications *lisez* des modifications.

—121, — 16, *après les mots* ainsi que *ajoutez* par.

—130, — 10, *au lieu de* la disparition *lisez* sa disparition.

—165, — 16, *au lieu de* géogonie *lisez* géogénie.

P. 167, ligne 1, *au lieu de* gourmandes *lisez* gourmades.
—185, — 7, *au lieu de* entassé *lisez* entassés.
—189, — 13, *après* physiologie *placez* spéciale.
—191, — 6, *au lieu de* ont *lisez* tout.
—191, — 22, *au lieu de* Galiens *lisez* Galien.
—194, — 22, *au lieu de* nosologie *lisez* nosographie.
—206, — 5, *au lieu de* 526 *lisez* 256.
—206, — 9, *au lieu de* les maladies *lisez* ces maladies.
—213, — 5, *au lieu de* disaient *lisez* disait.
—222, — 9, *au lieu de* cesse *lisez* cessent.

DE L'ÉTAT

ACTUEL

DE LA MÉDECINE.

LETTRE Ire.

Vous désirez que, profitant du séjour que je suis obligé de faire en France, je prenne connaissance de la médecine de ce pays, de son esprit et de ses théories, et que je vous en instruise. Vous ne vous arrêtez pas là, et vous me demandez avec instance que je joigne à mon récit l'opinion que j'en ai. Mais avant de me faire cette demande, avez-vous bien fait attention aux expressions dont vous vous servez, à ce que vous exigez, et au travail que vous m'imposez? Je ne puis le croire. D'après vous, il semblerait que la médecine n'est pas une science identique, et qu'elle diffère dans chaque pays; car quand on parle de la physique, de la chimie ou de l'astronomie, on ne dit pas la physique ou l'astronomie d'Allemagne, de France ou d'un autre pays, mais l'état des connaissances en physique et en astronomie dans l'un ou l'autre de ces pays; d'où il faudrait inférer, si votre expression est juste, que la médecine ne se compose encore que de théories aussi diverses que les pays où il y en a; ce qui serait loin de parler en sa faveur, puisque son sujet étant partout le même, il est difficile de savoir pourquoi la science qui en traite diffère selon les lieux.

"

Mais je veux bien faire des concessions à votre pensée ; il me faudra donc étudier les théories professées en France, en rechercher l'esprit et la valeur, vous raconter ce qu'il en est de l'un, et prononcer sur l'autre : travail long, peu attrayant, et dont je suis peu capable, moi paresseux, indolent et insensible à ce qu'il plait à chacun de penser sur chaque chose. D'ailleurs ces théories ne sont pas les mêmes dans les trois facultés de France ; deux d'entr'elles en ont d'entièrement opposées, qui ont été la cause de contestations peut-être un peu trop animées, surtout de la part de l'une d'elles. Désirerez-vous que je vous donne tous ces détails, car ils font partie des documens que vous me demandez. En vérité, avouons-le, vous comptez beaucoup sur la déférence que je suis habitué à avoir pour vous, ce dont je n'ai aucune raison de me plaindre, puisque je me plais à reconnaître que vous avez toute espèce de droits pour me l'imposer ; mais permettez-moi de ne pas penser ainsi de cette indulgence qui vous porte à me croire la capacité d'exécuter le travail que vous me demandez : aussi, afin de le proportionner à mes forces, je l'abrégerai, et me renfermerai pour le moment dans ce qui regarde une seule des facultés.

Les théories qui ont actuellement cours en France ne sont point le produit du moment. Venues à la suite d'un grand nombre de médecins plus ou moins observateurs et logiciens, après des débats quelquefois fort animés, elles ne sont qu'un mélange décousu de toutes les doctrines qui ont eu cours antécédemment, mélange composé de quelques vérités et d'un plus grand nombre d'erreurs, qu'il n'appartient qu'au temps de corriger ; aussi les sentimens sont-ils divers, ainsi que les doctrines. Dans l'incertitude générale qui existe sur leur valeur, et le défaut de lois positives, chaque école, chaque auteur, chaque médecin même s'en est composé une particulière d'après le nombre et la nature de ses connaissances, sa manière de voir et de raisonner, et quelquefois même encore ses passions : ce qui est d'autant plus facile dans notre science que sa théorie, ayant été abandonnée au caprice et à toutes les raisons qui nous conduisent intérieurement, plutôt que dirigée par les faits, chacun est presque le maître de penser comme il veut sur tout ce qui appartient à l'homme vivant. Comment donc porter un jugement quelconque sur ce chaos ? Pour le faire, il faudrait avoir des connaissances certaines, et les voir rédigées en un code d'après les sujets auxquels elles appartiennent. Mais où est-il ce code, et quel en est l'auteur ? La médecine, semblable à un corps destiné à une évolution, est encore dans le giron des sectes (*) où elle prend des membres et des forces. Exploiter ces sectes, rechercher en chacune d'elles ce qu'elles ont de bon et ce qu'elles ont de mauvais, en faire la séparation, apporter l'un au corps de la médecine, en éloigner l'autre : c'est un travail long, minutieux et nécessaire à faire, puisque toutes contiennent quelque chose d'utile. Essayons si nous pourrons en obtenir un résultat capable de nous mettre à même de satisfaire vos désirs. Lorsque j'en aurai extrait la vérité, il me sera, mais seulement alors, permis

(*) Ce mot n'a pour moi aucune acception injurieuse, et ne signifie rien autre chose qu'une division plus ou moins nombreuse de personnes, ce dont il devient synonyme. Aucun autre mot, même celui d'école, ne peut le remplacer.

de porter un jugement basé sur elle , et je vous le donnerai ; avant cela je craindrais, comme il est arrivé à tant
d'autres, de vous présenter les illusions de mon imagination
pour la science et ses décisions.

Toutes les sciences ont eu leurs commencemens ; il est
curieux de remonter à ces temps , d'y rechercher ce qu'elles
étaient alors , de voir ensuite comment elles ont grandi , et
sont devenues ce qu'elles sont actuellement , car toutes
ne sont que le produit du temps. Mais aucune n'a rencontré
autant de difficultés , n'a subi autant de vicissitudes que la
nôtre. Lorsque l'homme n'avait encore aucune connaissance
de lui-même , et une bien faible de ce qui l'entourait , il
fut malade , et eut besoin de la médecine. C'était en lui
qu'était la maladie , c'était dans les corps voisins qu'étaient
ses remèdes ; mais quel était alors le médecin ? Se deman-
da-t-il de quelle nature étaient les moyens de vie de
l'homme ? Rechercha-t-il en quoi consistait la maladie , et
ce qu'opéraient sur lui et sur elle les substances dont il se
servit, et même quelquefois très-heureusement, dans l'intention de la guérir ? Eut-il des classifications et des divisions
pour ranger ses différentes espèces de connaissances ; une
physiologie , une pathologie , une thérapeutique , une
science enfin et des branches ? Vivre , se nourrir , éloigner la douleur , et employer par voie d'expérimentation
tout ce qui se présentait à lui dans ce but , tels furent les
moyens employés , et les seules choses qu'il sut faire , car
tout fut pratique chez lui. Colliger les caractères extérieurs
des maladies , ceux des substances qui les avaient guéries ,
apprendre à préparer ces dernières , en former la liste
mnémonique ou par écrit , et l'adapter au nom des mala-

dies qu'elles avaient chassées, tel fut le cadre dans lequel il renferma toute la science. C'est encore ce que l'on voit exactement reproduit dans le plus grand nombre des traités de médecine qui sortent de la faculté de Paris et que l'on trouve recommandé par une secte qui s'élève dans son sein, et est devenue ennemie de toute théorie. Elle a pris le nom de *positiviste*, parce qu'elle croit qu'il n'y a de positif que ce qu'elle voit, et regarde comme inutile et même dangereuse toute tentative pour aller au-delà.

A cette époque succéda celle des curieux, autrement appelés philosophes, qui embrassèrent tous les genres de connaissances seulement pour en disserter, et enfin les praticiens d'alors ou artisans-médecins, profession encore existante, qui faisaient de la médecine comme les artisans fabriquent différentes choses, sans lois d'aucune science, et seulement à l'aide de quelques connaissances pratiques. Hippocrate succéda aux uns et aux autres.

HIPPOCRATE

Ou Théorie fictive de l'homme.

A l'époque où parut Hippocrate, plusieurs sciences avaient déjà pris naissance, et se composaient de quelques dogmes, car on ne peut pas nommer *lois* des conclusions tirées de quelques faits rares et mal observés, ou résultantes de suppositions plus ou moins vraies ou fausses et traduites en préceptes. La science de l'homme n'avait rien de différent de ces autres sciences. Pour la composer, il aurait fallu avoir à sa disposision des corps organisés, étudier leur structure et leurs parties, observer attentivement leurs

mouvemens divers, faire même un grand nombre d'expériences pour obtenir la connaissance de ceux de ces mouvemens qui sont plus obscurs que les autres, et enfin posséder des connaissances étendues en histoire naturelle qui,
en indiquant les points analogues entre l'homme et tous les
corps organisés, pouvaient éclairer la connaissance du premier. Rien de tout cela n'existait encore; il fallait un long
intervalle de temps, des méthodes inconnues et des esprits exclusivement versés dans chacune des parties de
l'histoire naturelle. Du temps d'Hippocrate, cette dernière
science était entièrement inconnue, et, si l'on en excepte
l'extérieur d'un fort petit nombre d'animaux, on était dans
la plus profonde ignorance sur tout le reste.

L'homme lui-même, recouvert d'un tégument général,
percé de quelques ouvertures, n'offrait aucun moyen d'être
connu intérieurement. Les lois et les préjugés du temps en
défendaient impérieusement l'ouverture après sa mort, et
condamnaient à l'exécration générale celui qui aurait osé
commettre cet attentat. Il ne présentait donc à l'observation
des philosophes et des médecins qu'une surface extérieure,
et ceux des phénomènes de sa vie qui venaient y surgir.
Quelles durent donc être les connaissances qu'on put en
obtenir? Quand on pense qu'actuellement encore, et avec
tous les moyens dont il est possible de disposer pour l'étudier, il n'est que très-imparfaitement connu, quelle opinion
peut-on se faire de la théorie qu'en eut l'antiquité?

Tel a cependant été, dans tous les temps, le préjugé fa-
vorable à cette théorie, qu'elle a formé le fond du plus
grand nombre de celles qui lui ont succédé; que ce n'est
que par voie de modification à l'un ou à l'autre de ses points

que celles-ci se sont élevées ; qu'après leur chûte, c'est encore celle d'Hippocrate qui est venue occuper l'interrègne qui leur a succédé, et qu'actuellement encore, quoique l'on soit persuadé qu'elle contient un grand nombre d'erreurs et de lacunes auxquelles on a cherché à obvier par un replâtrage mal assorti et discordant, elle est pour beaucoup de médecins la doctrine la plus honorée.

Mais cette théorie, il n'avait pas été seul à l'imaginer, il en tenait la plus grande partie des philosophes ses predécesseurs, qui avaient vu l'homme dans les pensées qui leur survenaient. C'est en réunissant ce que l'on disait du chaud et du froid, du sec et de l'humide, et ce qu'il présumait lui-même de la bile, de la pituite, du sang et de l'atrabile, qu'il composa la sienne.

Selon lui, la santé résultait de la juste proportion ou du mélange parfait de ces quatre humeurs. La maladie survenait lorsque l'une d'elle était plus abondante que l'autre, ou se séparait des autres pour se jeter sur une des régions du corps. Pour guérir cet état, il fallait observer la direction que prenaient ces humeurs, faire sortir du corps celle qui péchait par son abondance, attendre pour cela qu'elle fût cuite, ou autrement qu'elle eût acquis la consistance requise ; delà la recommandation de pousser où les humeurs poussent. Hippocrate avait des moyens admirables pour obtenir tout ce qu'il désirait. Ses remèdes contre la bile, la pituite, le sang et l'atrabile le mettaient à même de se rendre maître de tous les accidens auxquels ces humeurs pouvaient donner lieu ; et cependant, chose extraordinaire, il préférait observer la maladie, la voir passer par tous ses périodes, prendre note des phénomènes par lesquels elle se manifestait, et surtout connaître son résultat dernier, afin de pouvoir l'annoncer d'une manière certaine ; ce sur quoi il fondait tout l'honneur de la science, et était devenu le sujet de sarcasmes sanglans pour d'autres, qui appelaient sa doctrine la science de la mort.

Nous n'avons vu, dans le tableau ci-dessus, figurer aucun organe solide, et en effet à quoi eussent-ils servi puisque les quatre humeurs pouvaient accomplir tous les actes de l'économie ? D'ailleurs, dans l'examen qu'il avait fait de l'homme, Hippocrate n'avait aperçu que des humeurs. Quelque attention que l'on mette dans la lecture de ses ouvrages légitimes, il est difficile de deviner ce qu'il pensait des fonctions de ces rouages humides. Cependant, s'il parle des influences de l'air ou de toute autre substance sur l'homme, il dit positivement que les unes tendent, resserrent, fortifient l'homme, et que les autres le relâchent et l'affaiblissent ; d'où procède une autre opinion de la maladie contre laquelle le médecin doit employer des moyens analogues, mais contraires, et tendre ce qui est relâché, et relâcher ce qui est trop tendu. Malgré une assertion aussi positive, et répétée en beaucoup d'endroits, des historiens, faute d'avoir lu attentivement Hippocrate, ou, ce qui est plus croyable, faute de l'avoir même lu, se sont imaginé d'instituer une secte particulière de médecine, à laquelle ils donnent le nom de *méthodisme*, et de mettre à sa tête un certain Thémison. C'est en procédant avec la même légèreté que ces historiens ont donné à Galien l'honneur d'avoir été le chef de l'humorisme, lorsqu'il est constant qu'Hippocrate place tous les ressorts de la vie dans les humeurs, et fait dépendre les maladies de la perte de leur proportion, ou de leur mélange, et même, dans plusieurs endroits, du changement de leurs qualités. Disons-le donc, et la justice nous y engage, les méthodistes, Galien et ses sectateurs n'ont été que des commentateurs de cet homme, qui avait proclamé le premier les idées sur lesquelles le plus grand nombre des sectes qui l'ont suivi ont fondé leur existence.

Dans ce qui précède, nous n'avons vu encore que ce qui est relatif aux instrumens de la vie. Il nous reste à rechercher et à dire en quoi consistait cette vie.

Si tous ces fluides, dont Hippocrate constituait l'homme, se mouvaient, s'agitaient, se mêlaient, se séparaient, se transportaient enfin dans un lieu ou un autre, quel était en eux ce principe d'action? se mouvaient-ils d'eux-mêmes, ou tenaient-ils cette faculté d'un autre agent; enfin en quoi consistait leur vie? Tel est l'exposé d'une des plus grandes questions que la médecine ait agitées, et dans laquelle réside la solution de ses dogmes fondamentaux. On ne saurait croire avec quelle légèreté Hippocrate l'a traitée, quelle insouciance préjudiciable y a apportée le plus grand nombre des médecins qui ont vécu jusqu'à ce moment, et l'inutilité dont ils l'ont cru entourée dans tout ce qu'ils ont dit de l'homme sain, malade, ou soumis à l'influence du traitement. Ouvrez un traité quelconque de physiologie, et y cherchez ce qui est relatif à la vie, vous n'y verrez qu'une description de fonctions. On ne s'est pas donné la peine de remonter au-delà.

Hippocrate n'avait aperçu ni les organes qui composent le corps de l'homme, ni leurs mouvemens, il n'avait vu en lui qu'un tégument général, et quelques humeurs qui s'en échappaient par ses orifices ; comment aurait-il pu se faire une idée de sa vie ? Pour l'obtenir, il fallait connaître tout ce dont se composait sa charpente, observer les actes propres à chacune de ses pièces, leurs agencemens et leurs résultats ; et savoir aussi quel était le rapport du corps de l'homme avec les corps extérieurs ; étudier les influences portées par les seconds sur le premier ; rapports qui sont tels que la vie dépend absolument de la présence de quelques-uns d'eux, et de leur proportion normale, et la maladie de la perte de cette proportion, ou même de leur absence, ou de leur substitution par beaucoup d'autres corps. Ces résultats ne pouvaient être que le fruit d'observations répétées par un grand nombre de personnes, et de connaissances physiques et chimiques qu'aucun médecin ancien ne possédait. Quel est celui d'entr'eux qui connaissait l'oxigène et les autres substances gazeuses ou impondérables ?

Hippocrate ne se donna point autant de préoccupation pour la solution de ce problême, il n'eut besoin que de croire pour penser qu'il savait tout ce qu'il lui était utile pour cet objet, et il reçut des philosophes qui l'avaient précédé la notion d'un principe vital comme chef et agent de tout ce qui se passait dans le corps ; ainsi fut résolu en un instant pour lui, et sans tant de méditations, ce problême si difficile et si hérissé de difficultés. A qui en était dû l'honneur ? Qui avait fait toutes les investigations nécessaires pour l'obtenir ? Où est consignée la relation de ses recherches ? Un philosophe antérieur avait pensé que les choses devaient être ainsi, et tous ses successeurs l'ont cru.

Maintenant que ce principe soit l'air, la chaleur, la nature, eh bien ! c'est un de ces agens qui est celui de notre vie.

Mais pourquoi, et d'où vient cette incertitude dans la désignation de ce principe ? Celui qui le découvrit le premier ne put-il donc s'assurer positivement de son essence ? Si c'est par ses effets qu'il jugea de son existence, ceux de l'air et de la chaleur sont assez distincts pour fournir les moyens de porter une décision. Si c'est par l'inspection de sa nature, il faut avouer qu'il possédait pour cela de puissans secours dont nul autre n'a pu disposer après lui ; et enfin qu'entend-on par le mot nature ? Est-ce un corps comme l'air et la chaleur ? Est-ce un principe immatériel ? Que d'incertitudes capables de faire penser que le tout n'est qu'une chimère et une supposition ! Si le premier inventeur de ce fantôme put se jouer ainsi de la crédulité de ceux qui voulaient bien l'écouter, il donna un bien funeste exemple, et l'on n'a plus dès-lors rien à reprocher à ceux qui ont parlé à leur gré de ce principe, en ont changé mille fois le nom, les attributions et la demeure. Pourquoi dès-lors ne pas adopter les dix, vingt, trente archées de Van-helmont, beaucoup plus fécond encore que le premier inventeur ?

Quant aux qualités de ce principe, il était essentiellement actif, puissant, intelligent, autocrate, indépendant, vivant pour lui et par lui, conservateur, médicateur, maître de repousser tout rapport, toute communication extérieure, et conséquemment toute influence. Ainsi l'homme, vivant isolé au milieu de la nature, ne sentait rien, n'éprouvait rien de la part des corps qui la composent ; il avait seulement la puissance d'agir sur eux. Telle est la théorie exacte de ce fameux principe vital, qui fait de l'homme un être sans type dans la nature, et annule toutes les observations tendantes à faire penser qu'il y aurait des puissances nécessaires à l'entretien de la vie, et d'autres capables de le blesser et de le guérir, ainsi que tout ce que l'on a dit et écrit sur elles.

Je dois encore ajouter aux attributs de ce principe qu'il était unique et universel. En vertu de cela, et comme conséquence nécessaire, l'homme devait aussi n'être qu'un et identique dans ses élémens et ses actions, puisque c'était un principe analogue qui l'avait formé et le dirigeait. Toutes ses maladies étaient aussi une seule, même et générale, car où n'était pas le principe vital, et quelle autre chose les causes des maladies pouvaient-elles atteindre? Delà la théorie des fièvres et de toutes les maladies générales? Mais si ses actes morbidés étaient universellement répandus dans toutes les parties de l'homme, ceux provenant des remèdes, ou les médications, pouvaient-ils être partiels? Avec un principe général tout était général aussi.

Telle est la doctrine d'Hippocrate, renfermée dans ses écrits légitimes. Il ne faut point y chercher un lien commun qui en forme un corps unique, seulement partagé eu membres comme celui de l'homme; au lieu de cela on ne trouve que des assertions diverses, nées à mesure que les faits se présentaient aux yeux de leur commentateur, conséquemment, sans suite, sans aucun rapport et sans appréciation exacte. Lorsque ces faits manquèrent, et c'est presque toujours, l'imagination remplit les vides qu'ils laissèrent. L'art d'observer d'ailleurs n'était point encore pourvu de lois

assez certaines pour diriger l'esprit dans ses recherches ;
on ne savait point examiner un fait dans tous ses rapports,
remonter à sa source, le suivre dans ses conséquences ,
l'embrasser dans ses accessoires., donner à chaque chose
son importance, et lui attribuer la portion juste de son influence sur les événemens. On ne pouvait non plus chasser
les illusions, faire ressortir le vrai si souvent obscurci par
leurs nombreuses cohortes, ou d'autres fois se roidir contre
la mollesse et le découragement qui succèdent à des efforts
non couronnés de succès, et rendent l'esprit facile à accepter les théories existantes, et n'employer enfin dans tous les
cas à la confection de la science que le jugement et la stricte
logique des faits. Il suffit d'ouvrir les ouvrages de ce temps
pour s'apercevoir qu'en tout sujet, la science consistait
le plus souvent dans les sophismes les plus extraordinaires.
    Telle ne put donc être la marche de la science à son
début, et alors que l'homme ne connaissait pas encore les
facultés de son esprit, et sa nature faillible, et que les
méthodes rationnelles n'étaient pas soupçonnées. Il en résulta
des erreurs qui furent adoptées par d'autres personnes,
tout aussi peu sur leurs gardes qu'Hippocrate. Cependant ,
dans leur nombre, il en survint quelques-unes, à des dis-
tances éloignées, auxquelles apparurent quelques lueurs
subites et non recherchées, qui firent effet sur leur esprit ,
et les invitèrent quelquefois à les poursuivre avec constance,
mais au milieu des erreurs sans nombre dont on les avait
entourées dès la naissance de la science. Ce ne fut donc
qu'avec une lenteur extrême, et des peines inouies que la
science put sortir de ses langes, et prit enfin des forces
mille fois exténuées par les erreurs contemporaines aussi

puissantes et quelquefois davantage encore. Cette histoire n'est pas seulement celle de la médecine ; comme elle , la chimie, la physique et l'astronomie se sont trouvées entravées à chaque pas qu'elles ont fait, et ne se sont constituées que depuis peu.

Quoi qu'il en soit des qualités de la théorie médicale d'Hippocrate, comme elle présentait des solutions sur le plus grand nombre des points embrassés par la médecine , elle offrit aux esprits incertains un aliment au besoin qu'ils avaient de connaître, et elle fut généralement adoptée. C'est la même raison qui l'a fait appeler dans tous les inter-règnes de la science. Les oppositions ne vinrent que long-temps après, et lorsque d'autres esprits moins prévenus en faveur de sa nouveauté , voyant luire à leurs yeux quelques faits trop significatifs pour être repoussés, s'abandonnèrent à leur manifestation , et racontèrent ce qu'ils en pensaient.

Après avoir jeté un coup-d'œil général sur la doctrine d'Hippocrate , nous allons passer de rechef en revue ses principales parties, afin de marquer davantage leur origine, leur nature et leur influence dans la science.

Iatro philosophisme.—Ce fut une des erreurs propres à la médecine de croire, lorsqu'elle ne put expliquer les événemens organiques qui se présentaient à elle , qu'elle en trouverait la solution dans les théories philosophiques, chimiques ou physiques du temps, et d'en appliquer les lois à la vie de l'homme. Hippocrate nous en donna le funeste exemple, et ne fut que trop imité. Nous avons vu la théosophie, la chémiatrie et l'iatrodynamisme s'introduire dans la science et en constituer toutes les lois. Si ces doctrines

se sont enfin retirées, elles ont laissé après elles un vita-
lisme qui n'a guères plus de fondement qu'elles.

Celle d'Hippocrate ne fut aussi, si ce n'est en quelques
points seulement, qu'un mélange de ce que les philosophes
de son temps publièrent sur l'âme intelligente du monde,
sur la chaleur, l'air, la terre et l'eau, ainsi que sur la puissance des nombres. A la première il emprunta sa nature
autocrate et intelligente, aux secondes sa théorie des quatre
humeurs, et à la dernière celle des crises. Pour lui l'homme
était un abrégé de l'univers, soumis aux mêmes lois, et
accomplissant en petit les mêmes actes que le grand tout.

*Humorisme par défaut de proportion et de mélange ou
intempérie.* — Hippocrate ignorant entièrement, je ne dis
pas la nature des organes ou solides vivans de l'homme, mais
même leur existence, n'avait pu déposer en eux le jeu de la
vie et les maladies, il avait donc été forcé de remettre l'une
et les autres aux fluides, et de chercher en eux une manière
d'être qui se prêtât à tout. Le nombre des humeurs qu'il connaissait était de quatre. Pour l'accomplissement de la vie, il
supposait en elles un état particulier et des mouvemens.
La cessation de leur parfait mélange, ou leur disproportion
à laquelle se joignait encore un certain état de crudité,
constituait pour lui l'essence de la maladie, et leur transport
dans l'une ou l'autre région y occasionnait toutes les maladies particulières. Telle fut la physique nosologique
d'Hippocrate, laquelle fut acceptée par Galien, qui en
forma ses *intempéries,* ou défauts de mélange, traversa avec
lui sans aucune modification tout le temps que la science
resta aux mains des Arabes, et arriva jusqu'à nos temps

avec le secours d'un grand nombre de médecins. C'est à tort qu'on en fait honneur à Galien.

Humorisme par altération de qualités ou cacochymie.
—Hippocrate avait parlé d'humeurs crues, épaissies, échauffées, et même de putridité. Il reconnaissait donc déjà qu'elles étaient susceptibles d'altération. Il n'en fallut pas davantage dans un temps où l'imagination faisait tous les frais des sciences pour permettre à des esprits qui ne se nourrissaient que d'illusions de donner un libre essor à tout ce qu'il leur plut de penser. L'auteur du traité qui a pour titre : *De l'Ancienne médecine*, préféra même cette dernière manière de voir à la première, et introduisant dans les humeurs le doux, l'amer, le salé et l'acide, apporta un changement complet à la théorie favorite d'Hippocrate, ce qu'adopta encore Galien, et ce qui forma pour lui la seconde altération des humeurs ou la *cacochymie*.

Il nous suffira pour le moment d'avoir constaté ces deux théories humorales, et nous réservons pour une autre circonstance le soin de les discuter, ou plutôt de faire connaître ce qu'en ont pensé des sectes subséquentes, ainsi que les faits qu'elles y ont opposés.

Naturisme, Animisme, Archéisme. — L'homme se meut, et le fait spontanément. Il n'est même pas une seule pièce de son économie, quelqu'immobile qu'elle nous paraisse, qui ne possède au moins des mouvemens intérieurs pour la nutrition, et le transport des substances destinées à l'effectuer. De ces mouvemens les uns sont apparens, et ne laissent aucun doute à leur égard ; les autres, plus obscurs, ont des résultats qui en constatent l'existence. Ce sont ces mouvemens et la faculté de les exercer, que l'on a appelé *vitalité*, parce que sans eux l'homme cesserait d'être, et ses matériaux disgrégés ne seraient plus qu'une poussière, ou des fluides errans dans l'air. Voilà ce que virent bien les anciens scrutateurs de l'homme, philosophes et médecins, et dont ils cherchèrent à se rendre compte. En quoi consiste cette vitalité ? Quels en sont la nature et les rapports avec le monde extérieur ?

De tous les sujets qui forment le domaine de la médecine, celui-ci est sans aucun doute le plus important, puisque, dans sa solution réside la théorie de la vie, des rapports de l'homme avec tout ce qui l'entoure, de la maladie et de son traitement. Telle est même l'importance qu'y ont vue plusieurs médecins, et Stalh en particulier, qu'ils ne regardèrent la connaissance de l'anatomie que comme fort accessoire, et sans laquelle, disaient-ils, il était très-possible d'être un excellent médecin. Le passage, dans lequel ce dernier auteur exprime sa façon de penser, est trop curieux pour que je ne le transcrive pas ici.

« La structure des canaux demi-circulaires de l'oreille, de l'enclume, du marteau, de l'étrier, et (admirez la belle découverte !) de l'os lenticulaire laisserait, si elle n'était pas connue, un grand vide dans la connaissance physique du corps. Mais ces détails ne sont pas plus utiles à la médecine que la nouvelle d'une grêle tombée depuis dix ans. Il en est de même de la structure du cristallin, du corps vitré, de la fibre musculaire, des vaisseaux lymphatiques et des glandes. On a beau la connaître parfaitement, dès qu'on ne fait point attention à l'activité vitale de ces parties, tout ce qu'on sait à leur égard n'offre au-

cun avantage à l'art de guérir. » *Propemticon inaugurale.*
Cependant c'est l'anatomie qui enseigne la place des organes malades ; c'est elle qui donne à la physiologie les
moyens d'expliquer leurs fonctions , de faire connaître la
résidence de leurs maladies , et qui dirige la main du
chirurgien. Il faut le dire aussi, une connaissance
parfaite de l'anatomie sans celle de la vitalité est une
science bien aveugle ; mais revenons à notre sujet.

Pour résoudre la question qui y est relative , il était absolument nécessaire de considérer l'homme en lui-même ,
de rechercher la nature de ses facultés ou de ses mouvemens , ainsi que celle des organes qui les exécutent , et de
le considérer encore dans ses rapports avec tout ce qui
l'entoure. L'homme en effet n'est point un être isolé dans
la nature, l'illusion qu'on s'est faite à cet égard a été des
plus préjudiciables à sa véritable théorie. Loin de cela , il
s'alimente des uns , inspire les autres , et reçoit de tous
des effets nombreux qui se manifestent par l'impressiona-
bilité et ses réactions diverses. Cette question , comme l'on
voit , est fort complexe. Les anciens possédaient-ils toutes
les notions nécessaires à sa solution ? Hippocrate ne connaissait même pas quels étaient les solides vivans de l'homme,
comment aurait-il pu savoir quels étaient les actes de leur
vitalité ? Il ne connaissait point non plus la nature d'aucune
des substances qui l'entourent , ce que devenaient celles
dont il s'alimente, les effets de ces substances et de celles qui
ne le nourrissent pas. Les philosophes de qui il tenait sa
doctrine n'avaient non plus que lui aucune idée sur ce sujet,
comment aurait-il donc pu en résoudre la question ? Quoi
qu'il en soit , disons ce qu'il en pensait.

La théorie qu'Hippocrate se faisait de la vie de l'homme, n'est pas énoncée assez clairement pour qu'on puisse la reproduire sans quelque obscurité. L'homme se mouvait ; des excrétions, venant de son intérieur, se faisaient jour au dehors par diverses ouvertures de son tégument, sans qu'on pût savoir de quel endroit elles provenaient, ni comment elles y étaient poussées ; ces humeurs acquéraient dans les maladies des qualités et une consistance différentes de celles qu'elles avaient en santé ; avec cela le corps était toujours doué de chaleur, il supposa donc que c'était la chaleur qui donnait la vie à l'homme, et que c'était elle qui cuisait ses humeurs (*des chairs*). En attribuant ainsi à un être actif tout ce qui pouvait appartenir aux organes, il se débarrassait de toutes les difficultés que présentaient ces rouages inconnus.

Mais en d'autres endroits il parle aussi d'une nature (*physis*), à laquelle il remettait le gouvernement de tout ce qui se passait dans l'homme. Cette nature était-elle la même chose que la chaleur? On ne peut le savoir, et il n'en a rien dit. Quoi qu'il en soit de cette question, toutes deux étaient autocrates, et décidaient tout de leur plein et entier pouvoir, sans avis et sans impulsion quelconque (*Archée de Paracelse et de Vanhelmont*); elles remuaient tout à leur gré dans l'économie (*Enormon*); elles étaient de plus intelligentes (*anima* des modernes), et dirigeaient bien tout. A ce titre, elles étaient conservatrices et médicatrices.

Ces idées, nées à l'origine de la médecine, et dans le moment de sa plus grande impuissance, ont, dans tous les temps, formé sa théorie de la vitalité de l'homme. Elles ont traversé les siècles avec la succession des médecins, et se retrouvent encore dans tous les traités des médecins de Paris, et dans la bouche de tous leurs auteurs. Lisez le premier et le second examen de celui qu'ils regardent comme leur plus célèbre, vous y verrez encore les concentrations, la révolte du principe vital ou la réaction des mouvemens de l'économie contre les puissances sédatives, les efforts dirigés en faveur du corps qu'il régit, conséquemment l'oubli complet du vrai. Si quelquefois cependant des observateurs opposèrent les fruits de leur observation à cette doctrine, et osèrent les proclamer, bientôt ils furent étouffés, et la vérité fut encore arrêtée dans ses progrès. Les sectes viendront de rechef à notre secours pour la débarrasser de ses entraves.

Ces deux théories de la chaleur native et d'une nature, qui peut-être n'en faisaient qu'une dans l'esprit d'Hippocrate, isolaient entièrement l'homme dans la nature ; rien ne pouvait arriver à lui. Qu'est-ce que son principe avait de commun avec ce qui l'entourait ? Il était autocrate, se mouvait de lui-même ; il était intelligent, et sous ce rapport n'avait aucun besoin d'être dirigé ; d'ailleurs n'était-il pas conservateur et médicateur ? Alors à quoi bon les alimens, les remèdes et toutes les tentatives contre le corps ? Cette opinion était si fortement enracinée dans les esprits et si généralement répandue, qu'elle se retrouvait dans toutes les théories du temps. L'homme contient en lui-même toutes les raisons de son existence, disait Aristote. Cependant quelques médecins des siècles postérieurs la crurent dépourvue de vérité, et lui substituèrent le *pneumatisme*.

Dichotomie des affections ressenties par l'homme. — Quoique Hippocrate ne connût point les solides vivans qui forment la charpente de l'homme, et qu'il ne pût attribuer aux fluides des états de force ou de faiblesse, néanmoins il ne laissa pas d'exprimer ce qu'il savait à cet égard. En recherchant ce qui se passait en lui dans les différens momens de sa vie, et le voyant se répéter chez d'autres, il décrivit une véritable théorie de l'incitation. Il n'avait certes jamais rien connu des écrits de Whytt et de Brown, mais à force d'observer la nature, il était parvenu à lui arracher quelques-uns de ses secrets.

On le voit, dans tous ses ouvrages, rechercher avec la plus scrupuleuse attention quelles sont les influences qui ont sur l'homme une action quelconque ; faire connaître la nature des modifications qu'elles introduisent en lui, les classer et leur donner un nom. Afin de rendre son tableau plus complet, il embrasse l'étude de ces influences sur l'homme en santé, malade, et sous l'influence du traitement, et rend un compte exact de tout. S'il est question du premier rapport, il annonce positivement que le froid resserre, et rend les hommes forts, que la chaleur au contraire affaiblit ; autant en produisent le sec et l'humide. Les Scythes, qui habitent des marais, ont les chairs molles et relâchées ; les hommes qui séjournent dans les endroits secs et élevés sont forts, d'une haute stature, peu chargés de graisse et d'humidité, et ont la chair ferme. Les alimens et les boissons ont les mêmes résultats. Toutes ces influences produisent des maladies dans les unes desquelles la tension domine, et dans les autres le relâchement. Les maladies de côté et les maladies aiguës sont produites par la tension : *De l'Air, des eaux et des lieux.* Enfin les remèdes ont une action analogue; les uns resserrent, les autres relâchent. Telles sont surtout les boissons chaudes ou froides que l'on donne aux malades, et les substances astringentes et purgatives. De cet état de choses il faisait dériver une thérapeutique également dichotomique. « Il faut, dit-il, tendre ce qui est relâché, et relâcher ce qui est tendu, c'est le vrai moyen de détruire le mal. » (*Nature de l'homme.*)

Cette manière de voir lui était si habituelle que, s'il sort de la considération des forces pour entrer dans tout autre sujet, on le voit partout établir une nosologie et une thérapeutique dichotomiques. L'évacuation guérit les maladies par replétion, et la replétion celles qui proviennent d'évacuation. Il faut aussi dans les autres maladies opposer les contraires aux contraires. *Aph.* 2. *Lib.* 11. Hippocrate fut donc le père de toutes les dichotomies dont la médecine a pu faire usage. Les pneumatistes eux-mêmes, et toutes les autres sectes qui lui succédèrent, répétèrent d'un commun accord cette prescription, et en firent le guide de leurs études. Telle fut sa puissance, et la vérité que l'on crut apercevoir en elle, qu'elle a traversé les siècles, est venue produire la doctrine de l'incitation, celle de l'irritation, et couvre à leur insu les pages de tous les auteurs de nosologie et de thérapeutique français actuels.

Quelle que soit la valeur réelle de ce système, il faut qu'il ait au moins des apparences bien entraînantes, puisque après la mort d'Hippocrate, il y eut un si grand nombre de médecins qui s'empressèrent de l'adopter; et que, quelque théorie qui ait existé en médecine à toutes les époques, il n'en est aucune à laquelle il ne se soit mêlé ou pour en former le fond, ou comme accessoire. Dans toutes il se prête admirablement à leurs exigences. Pour les méthodistes, ce fut le *strictum* et le *laxum*; pour les nervistes, c'est le spasme et l'atonie; les explorateurs du ton en firent le ton et l'atonie, Brown la sthénie et l'asthénie, d'autres l'excitation et la débilité, et enfin tous les auteurs de matière médicale s'empressèrent de l'adopter, en formant pour lui des classes de remèdes toniques et atoniques ou débilitans, et de stimulans ou excitans et de sédatifs. Tous ces mots n'expriment qu'une dichotomie dans l'exercice des solides vivans.

Cependant, dans la plupart de ces sectes, ce système ne resta pas pur. Les médecins qui succédèrent à Hippocrate, dans l'impossibilité de ranger toutes les maladies dans ces deux divisions, imaginèrent un *mixtum*; tel est le caractère véritable de la secte *méthodique*. Peut-être que si Hippocrate eût été pressé d'exécuter lui-même l'encadrement des maladies dans son système, il eût éprouvé quelquefois des difficultés qui l'eussent forcé d'agir comme les methodistes, et de créer aussi un *mixtum*. Mais heureusement pour lui il resta dans les généralités, et se sauva des obstacles qui se présentaient aux méthodistes, en se jetant dans l'humorisme toutes les fois qu'il le put. Il est même à croire que si de son temps quelqu'autre médecin tel qu'Asclépiade ou Vanhelmont par exemple, fût venu lui développer la théorie de l'obstruction et de l'inflammation ou des effets de l'épine enfoncée dans les chairs, il aurait pu s'en servir pour faire une nosologie tout aussi disparate que celles que l'on possède actuellement en France. C'est en cela que diffère Brown, qui rétablit le système pur et sans mélange d'Hippocrate.

Laissons de côté pour le moment les erreurs qui sont propres à ce système, et sur lesquelles nous reviendrons plus tard, en exposant les objections que lui a présentées une théorie récente, et examinons-le tel qu'il se présente à nous. D'ailleurs ces erreurs sont encore peu apparentes pour un grand nombre de médecins que le nosologisme symptomatologique a entièrement détournés de la voie de l'observation et de l'argumentation sévère, et remettons à cette théorie le soin de la discuter, de la corriger, et de l'adapter aux connaissances actuelles.

Quoi qu'il en soit d'ailleurs de sa vérité ou de sa fausseté, on ne peut disconvenir qu'il ne présente trois immenses avantages que l'on ne retrouve dans aucune des nosographies sorties de la faculté de Paris ; le premier et le plus saillant est de rapporter toutes les maladies à un état ou à une modification des facultés vitales, le second d'en faire autant pour les médications, et le dernier enfin de montrer dans l'indication qui ressort du caractère des premières l'usage des secondes. Avec ce système la médecine, acquérant des principes et reposant sur des bases, devient une science liée dans toutes ses parties.

Loin de cela les nosographies toutes symptomatologiques de cette faculté, n'offrant que des divisions, fondées sur des effets qui diffèrent tous les uns des autres, et d'ailleurs incertaines, variables, et abandonnées au caprice ou à la manière de voir de chaque auteur, et ses pharmacologies, disposées, ainsi que les nosographies, sur des effets également secondaires, et n'offrant aucune de leurs divisions qui ait une analogie quelconque avec celles des maladies, ne présentent les unes et les autres aucun rapprochement, et ne se prêtent aucun secours.

Nosologie symptomatologique. — Quand Hippocrate embrassait les maladies sous leurs rapports généraux, et cherchait en elles l'espèce de modification dans laqnelle elles consistaient, il les classait sous les deux ordres de force et de faiblesse, ou de tension et de relâchement, qui étaient synonymes pour lui. C'était là sa nosologie générale qui se liant avec des considérations aussi générales sur les causes morbifiques, formaient le corps de sa pathologie générale. On sait quelles furent ses grandes et belles vues sur ce sujet, et combien il en fit jaillir de vérités.

Mais il avait aussi sa nosologie spéciale, à laquelle il rapportait tout ce que lui offraient les maladies individuelles, tant en ce qui regardait leurs causes particulières que dans leurs symptômes et leur traitement. Dans cette dernière manière de les considérer elles ne se présentaient plus à lui qu'avec leurs manifestations extérieures, et dèslors ce n'étaient que des altérations de symptômes. Tout ce qu'il en disait, jusques à leur nomenclature, par laquelle il annonçait ce qu'elles étaient, reposait uniquement sur ce point de vue. C'est ce qui nous valut les fièvres, les flux, tels que le catarrhe, la dyssenterie, les hémorragies, et par opposition les rétentions ou suppressions, à quoi se joignirent les spasmes et les paralysies ou les lésions de mouvemens, et enfin les douleurs de toutes les parties. Si d'autres maladies ne lui présentèrent aucun symptôme évident, loin d'en aller chercher le nom dans leur nature ou celle de l'organe, il préféra l'emprunter de quelque similitude quelquefois fort étrange.

Tous ses successeurs l'imitèrent en cela, mais ils délaissèrent l'autre méthode qui reposait sur la considération de la lésion appartenant aux facultés vitales. Pour eux, ainsi que pour lui, toute déviation dans les apparences extérieures de l'homme fut aussi une maladie, et l'on ne fut pas plus loin. Leurs théories, comme la théorie symptomatologique d'Hippocrate, portant sur des résultats éloignés de la maladie, ou des produits fictifs, il fut impossible d'en obtenir une nosologie rationnelle, et fondée sur la nature des maladies. Pour arriver à ce but, il aurait fallu, comme l'avait fait Hippocrate, abandonner entièrement ces dernières considérations, et comme lui encore se rejeter sur celles qui s'attachaient à la lésion des facultés vitales ; on ne le voulut pas : dès-lors aussi tout abandon des sujets généraux de la science, et l'absence complète de la physiologie générale, de la pathologie générale, et de la thérapeutique générale. Toutes ces sciences devenaient inutiles à des médecins qui ne voulaient entendre parler que des symptômes.

Cette dernière manière de voir apporta bientôt le désordre dans la nosologie. La latitude qu'elle laissait aux praticiens était si grande, que le nombre des maladies devint incalculable ; et en effet non-seulement chaque symptôme fut une maladie, mais encore chaque variation que chacun d'eux éprouvait ; on prit même pour telles des portions de leur cours et des apparences qu'elles présentaient alors ; l'abcès, l'ulcère, la gangrène furent des maladies distinctes du phlegmon, comme les dépôts qui paraissaient pendant le cours ou à la suite d'une maladie, et ne se résolvaient pas, prirent un caractère spécial, et formèrent une classe nombreuse de maladies qu'on appela *lésions organiques*. Que dis-je ! mais le nosologiste n'ayant aucun principe ni aucune idée véritable de la maladie, et aucune règle pour se conduire , toutes les difformités, toutes les violences extérieures , et même les causes elles-mêmes des maladies furent aussi transformées en maladies , comme le démontrent les nosologies, et surtout celles de Richerand et de Broussais.

La difficulté de traiter de toutes les maladies dans un ouvrage de pratique , et d'y faire des recherches, le disparate qui en résultait engagèrent à les grouper, et à les soumettre à un accident dominant; mais cet accident n'était lui-même qu'un symptôme, ou une difformité, ou une relation des causes, en sorte que les nosologies, quoique classées, restèrent encore telles qu'elles étaient auparavant. C'est à quoi les auteurs de ces ouvrages n'ont pas fait une suffisante attention.

Je ne veux point faire l'historique des variations infinies que ces espèces de classifications ont subies, parce que ce serait celui des erreurs multipliées dans lesquelles on tombe quand on parle d'une chose que l'on ne connaît pas. Il y eut des nosologies médicinales, et des nosologies chirurgicales. Daus les unes et dans les autres rien n'est fixe ni dans ce qui est relatif à leurs classes et à leurs divisions, ni dans ce qui regarde les maladies elles-mêmes. Ce que l'un veut, l'autre ne le veut pas, et tous deux ont d'égales raisons à faire valoir ; rien ne se lie non plus. On ne sait par quel rapport les classes se touchent, se suivent ou se distinguent. Le rapport est tout aussi inconnu entre les maladies qu'elles contiennent, puisque celles-ci peuvent indifféremment passer de l'une dans l'autre des grandes divisions. Enfin ni les classes ni leurs divisions , ni leurs maladies n'offrent aucunes inductions aux causes et au traitement. C'est un labyrinthe où la science se perd, et où tout est chaos.

Quand on se fut aperçu de cela, on changea le nom des maladies, et on l'emprunta des organes lésés : ce qui ne fut pas toujours praticable, quand la physiologie n'eut pas donné des renseignemens suffisans sur les fonctions de ces organes. Mais en exécutant ce travail, on n'en obtint absolument rien autre chose qu'un nom de plus, parce que la théorie de la maladie restait toujours la même. Si quelques nosologistes en firent la base d'une classification, il n'en résulta encore que des fièvres, des inflammations, des subinflammations, toutes maladies symptomatiques, des névroses, maladies d'organes, des altérations organiques, et des altérations de fluides, résultats de maladies, des débilités, lésions des facultés vitales, des maladies spécifiques, ayant toute espèce de caractères, des anomalies de tout genre. C'était un autre chaos, qui surprit encore.

Alors en suivant un ordre topographique, et par régions, ou un ordre anatomique, par systèmes d'organes, on crut posséder une meilleure méthode, mais c'est alors que toutes les maladies, quelles que fussent leur nature, furent confondues ensemble ; car ainsi le voulait leur siége commun, et chacune de celles qui avaient la même nature scindées en autant de maladies diverses qu'elles occupaient de lieux différens. C'est ce que l'on aperçoit dans les nosographies de Richerand et de Broussais, qui n'ont ni l'un ni l'autre osé faire un emploi régulier de leurs doctrines sur les maladies et leurs classifications.

Ce n'est pas l'instant de discuter ce sujet, je ne suis

encore qu'historien. Avouons cependant, avant d'aller plus loin, qu'erreur pour erreur celle qui est logique est de beaucoup préférable, et annonce bien davantage un esprit juste et raisonnable que celle qui n'offre partout que des illusions et des paralogismes. Si l'une met en avant une première hypothèse gratuite, à l'examen de laquelle il eût fallu mettre plus d'attention, elle offre au moins une suite de raisonnemens sévères qui annoncent un esprit droit. Dans l'autre tout est déraison, et son résultat une chimère.

Réflexions sur les théories d'Hippocrate.

Si, après avoir recherché quelles sont les doctrines qui se trouvent dans les œuvres d'Hippocrate, on les compare à celles qui remplissent tous les traités de médecine qui sortent de la faculté de Paris, on est on ne peut plus surpris de voir que c'est à lui que nous sommes redevables de ces dernières, et que, sous ce rapport, la science n'a fait aucuns progrès. Principe vital, actif par soi, et sans aucune condition extérieure, comme tel puissant, conservateur, médicateur, admis par Pinel, Broussais et M. Trousseau ; maladies générales, humorales, reconnues par Richerand, Broussais, et le plus grand nombre des professeurs actuels ; maladies et médications par sédation ou controstimulation, voilà ce que nous retrouvons dans Hippocrate et dans tous les ouvrages de cette faculté. Néanmoins cette faculté possède plus de connaissances en anatomie et en physiologie spéciale ; ce qui l'a mise à même de mieux déterminer l'organe atteint par un certain nombre de maladies, et connaît en outre une beaucoup plus grande quantité de remèdes, mais qu'elle ne sait comment classer convenablement.

Mais en apercevant ces théories dans Hippocrate et dans les livres de l'Ecole , on ne peut s'expliquer comment cet homme, plein de génie , il est vrai, mais dont les facultés étaient entravées par l'ignorance et les obstacles de tout genre que lui opposaient les temps où il vécut , et qui ne pouvait procéder que par suppositions, appuyées sur quelques faits rares , ait pu fasciner les esprits , et leur imposer ses opinions au point de leur faire traverser une longue série de siècles sans modification , et les faire parvenir jusqu'à nous. Ce qui étonne davantage encore , c'est que cela ait eu lieu malgré les oppositions multipliées que lui présentèrent les sectes , dont chaque découverte nouvelle détruisait une des pièces de son monument. Herophile en effet et les anatomistes, peu de siècles après sa mort, mirent à néant son humorisme et tout le système physiologique qu'il fonda sur lui. Après eux , Asclépiade , quoiqu'en commettant une erreur , invita à fixer les maladies , non dans le principe vital mais dans les solides de l'économie , et à voir en elles un embarras appartenant à ces parties. Vanhelmont et ses successeurs, tout en proclamant encore ce principe vital distinct des organes, en détruisirent la croyance en attirant l'attention des observateurs sur la vitalité propre à chacun d'eux , à leurs sympathies et à leurs élections. Ce principe cessa d'être spontanément malade , quand on vit qu'il ne pouvait fonctionner sans le secours de substances que le corps puisait incessamment au-dehors. Les maladies symptomatologiques disparurent quand on eut démontré que les actes fonctionnels n'étaient que des ajutages à d'autres actes plus profonds et plus généraux. Les maladies par sédation cédèrent à une connaissance plus saine de la vie , et la plus grande partie des maladies du ton firent place à celles du rhythme. La physiologie, la pathologie et la pharmacologie générales s'emparèrent de ces nouvelles théories, reçurent avec elles une existence et un code de lois.

Cependant, toutes ces découvertes s'évanouissaient à mesure qu'elles se faisaient, et restaient étouffées par les croyances d'une médecine empirique et positiviste qui réduisait sans cesse la science à des catalogues énumératifs de faits, classés comme les plantes ou les minéraux. Laissons donc ces croyances à leurs amateurs, et faisons l'histoire de celles avec le secours desquelles la science est si péniblement venue à bout de se former.

ATHÉNÉE

Ou introduction du pneumatisme dans la médecine, et découverte de l'un des facteurs de la vie.

Les philosophes grecs, et Hippocrate avec eux, avaient pensé que la matière était inerte et incapable de tout mouvement par elle-même. En assimilant le corps de l'homme à celle qu'ils voyaient répandue partout, ils avaient jugé qu'il était aussi dépourvu qu'elle de cette faculté, et dès-lors ils crurent nécessaire de le pourvoir d'un principe actif. Celui qu'ils lui donnèrent était, comme nous l'avons vu, spontané, indépendant de tout ce qui l'entourait, se mouvant de son propre gré, et comme tel était intelligent, veillait à tout ce qui se passait dans le corps, le conservait contre les atteintes des substances extérieures, et même le guérissait quand il était malade ; enfin rien ne s'effectuait sans son commandement ; les organes n'en étaient que des instrumens passifs et aveugles.

Cependant en examinant individuellement ces propositions, un grand nombre de médecins n'y virent pas l'expression de la vérité. Ils trouvèrent d'abord que le principe
vital n'était pas spontané, et indépendant des corps extérieurs, puisqu'il en était quelques-uns sans la présence
desquels il ne pouvait subsister; tel surtout que l'air;
qu'Hippocrate lui-même avait observé les résultats des con-
stitutions de l'année sur l'homme, et leur avait attribué un
grand nombre de maladies. Toutes les autres lésions dé-
montraient suffisamment aussi combien le prétendu principe
vital était dépendant de tout ce qui l'entourait. Ils pen-
sèrent qu'avec aussi peu de liberté et de puissance, il ne
pouvait être conservateur, et encore moins médicateur,
puisqu'il subissait la loi de toutes les influences avec lesquelles il était en contact, et que le médecin se mettait à
sa place dans toutes les maladies pour faire ce qu'il ne
pouvait accomplir : ce qui leur fit conclure que tous les
actes en apparence spontanés du corps, et les maladies semblables étaient le résultat obligé de causes agissant intérieurement, mais méconnues, qui reprenaient leur empire,
après la disparition de celles malfaisantes. Ils ne purent
croire non plus à des maladies aussi générales que celles
qui résultaient de ce principe vital, et à leur simultanéité
avec d'autres maladies locales, quoique ayant toutes la
même résidence. Enfin il est une autre vérité qu'il faut
se hâter de proclamer, et qui seule suffirait pour renverser
tout l'échafaudage du principe vital, c'est qu'il ignore les
parties sur lesquelles il exerce son empire, ainsi que les
actes qu'elles remplissent, qu'il est un nombre infini d'êtres
qui vivent sans le secours d'un principe intelligent, et que

l'âme pensante, cette portion de la divinité, a des fonctions spéciales qui n'ont rien de commun avec toutes les autres dont la vie se compose, parce qu'elles consistent dans les seuls actes de la pensée.

Ainsi portés à ne voir que des faussetés dans ce système, et à le récuser, ils se laissèrent frapper par toutes les lueurs que leur offrait le pneumatisme, dont la théorie était si généralement répandue chez un grand nombre de peuples contemporains, et ils l'admirent. Nous allons d'abord dire comment la comprend l'auteur du traité *des vents*, qui se trouve dans la collection des œuvres attribuées à Hippocrate, puis nous nous permettrons d'y ajouter quelques réflexions.

D'après cet auteur, l'air est répandu dans la nature entière. Il remplit l'atmosphère, y devient l'aliment nécessaire du feu ; les animaux entretiennent un commerce continuel avec lui, les hommes en reçoivent la vie. S'ils peuvent bien se passer de manger pendant deux ou trois jours, et même davantage, ils meurent aussitôt qu'ils cessent de recevoir de l'air, tant il a de pouvoir sur leur existence. Il se trouve encore dans la mer, et il y fait vivre les poissons. Où ne se trouve-t-il pas ? Cependant il est partout invisible, la raison seule l'y aperçoit, et s'en rend compte par les effets auxquels il donne lieu.

Admirable observation, faite il y a deux mille ans, qui ne put frapper aucun hippocratiste, et que tous les naturalistes, les chimistes et les physiciens se sont empressés de répéter dans ces derniers temps ! Ne dirait-on pas que les pneumatistes avaient découvert l'existence de l'oxigène et ses effets sur l'homme et les animaux ? Mais avec elle que devenait le principe vital spontané, intelligent, autocrate, conservateur, médicateur, maître enfin de l'économie ? La science, après avoir été couverte de voiles, était donc rendue à la vérité ! Elle ne restera pas long-temps dans cet état, car sa destinée est d'être refoulée dans les ténèbres par des esprits faux et entêtés.

Dans ce système, l'homme cesse d'être isolé dans la nature, et de se renfermer au-dedans de son principe vital. Rendu à tous les rapports qu'exercent avec lui les corps qui l'entourent, on le voit trouver en eux les motifs de son activité, comme aussi les causes de ses maladies et ses remèdes; la vie de l'homme enfin et tous ses accidens ne sont plus que le résultat de toutes les influences environnantes. Voilà donc les premières lois de la vitalité trouvées, et elles l'ont été il y a deux mille ans dans une autre école que celle d'Hippocrate. On ne peut les récuser, puisqu'elles résultent de l'inspection de tous les faits organiques. Comment se fait-il néanmoins que cette école ait refusé de les admettre, que la Faculté de médecine de Paris les ignore elle-même, puisqu'aucun de ses traités de physiologie n'en fait mention, et qu'elle préfère les remplacer par toutes les déceptions de la doctrine hippocratique ?

Les analogies de ce système avec celui de l'Ancien-Testament sont trop évidentes pour que je les passe sous silence. Qu'est-ce que ce souffle, porté par Dieu dans le nez de l'homme, et devenu ainsi une âme vivante ? Genèse, chap. II, V. 7, et cette âme de la chair qui est dans le sang ? Levit, ch. XVII, V. 11 et 14, opinions répétées par plusieurs pères de l'Eglise, et surtout par St-Augustin ? N'est-ce pas encore l'air que l'on voit rappelé dans toutes les expressions des poètes et des philosophes quand ils parlent de l'*aura*, infusée dans le sang, circulant avec lui, portant à tous les membres de l'homme et des animaux une vie qui cesse avec elle, ou bien quand ils préfèrent le nommer *spiritus* ou âme du monde? Frédéric Hoffmann lui-même, long-temps avant la découverte de l'oxigène, et seulement dans l'intention de rappeler une opinion anciennement admise, ne parle-t-il pas aussi d'une matière subtile, circulant avec le sang? Méd. rat., trad. de Bruhier, Physiol. chap. III, p. 140 et 149.

Ainsi donc la croyance d'une vie, à chaque instant soutenue par des puissances étrangères, est un fait si matériel qu'il est reconnu par des peuples entiers, et que les savans de la médecine sont venus l'étouffer. C'est ainsi encore que, toujours précédés par les anciens dans toutes les grandes découvertes, et destinés, après avoir reçu d'eux les premiers rayons de la lumière, à nous replonger dans les ténèbres, nous y restons jusqu'à ce que des travaux innombrables viennent de rechef nous en retirer. Au lieu de ces grandes vues, de ces magnifiques aperçus, quoique obscurcis par quelques ombres, dont l'antiquité était si riche, nous préférons individualiser nos conceptions, nous traîner péniblement dans la sphère de chaque fait, et faire de petites théories aussi multipliées qu'eux, toutes contradictoires entr'elles et avec les faits.

Nous devons encore aux pneumatistes l'idée explicite que l'essence de la maladie est unique, et que les apparences diverses qu'elle présente sont dues à la différence des organes : *De la nature de l'homme*; opinion, il est vrai, déjà contenue dans le système dichotomique du *stric-*

tum et du *laxum* d'llippocrate , renfermant toutes les maladies , et auquel les faits multipliés l'avaient amené malgré lui , encore sur la voix du peuple. On verra l'usage que
nous ferons de cette vérité, après l'avoir confirmée par de
nouveaux faits , et ce qui en résultera quand nous l'oppo-
serons à ces classes si nombreuses et si étranges que nous
présentent les nosologies symptomatologiques du jour.

Ici s'arrête la première époque de l'histoire de la médecine , l'une des plus brillantes de cette science ; quoique
entachée d'un grand nombre d'erreurs, impossibles à éviter
dans l'état où étaient alors les choses et les esprits. Parmi
une foule de découvertes , nous lui devons celle d'un des
facteurs de la vie, et avec lui quelques-unes des lois
de la vitalité qui lui appartiennent. Mais il laisse tout à
rechercher sur cet autre facteur que l'on a appelé *irritabilité* , et de tous les faits , dont la découverte sera l'apanage des temps modernes, commencée par un homme
d'un génie extraordinaire, bouillant, et enfumé de toutes
les erreurs de son époque, puis continuée sans relâche
par d'autres médecins observateurs jusqu'à ce qu'enfin un
nouveau Galénisme vienne encore jeter sur le tout des
ombres épaisses, et l'enfouir dans un oubli complet , ou
plutôt le mettre au nombre des erreurs.

LETTRE II.

Suite de l'histoire de la vitalité.

Dans l'impossibilité où les premiers observateurs de l'homme furent de connaître sa composition et sa structure intérieure, ils lui imaginèrent une vie dont les moyens furent empruntés à tout ce qui l'entourait. Cette direction des esprits les invita à rechercher la nature des influences environnantes, et les effets de leur action sur l'homme, et c'est ainsi qu'ils furent amenés à reconnaître celles qui sont plus particulièrement nécessaires à son existence, telles que la chaleur et l'air. Quant à leurs autres connaissances, si c'en est, elles n'annoncent que des tentatives souvent infructueuses, comme cela a lieu dans les commencemens de toute science, pour arriver à quelque chose de plus positif. Nous pouvons donc ne leur donner qu'une attention proportionnée à leur mérite, et caractériser cette époque par sa découverte la plus saillante, qui est celle *des influences vitales* de l'homme.

Dans l'époque qui va suivre, la facilité qu'eurent les médecins d'ouvrir des cadavres et de connaître la structure de l'homme, leur donna une idée plus juste de ses organes et de sa vie, aussi ce fut celle de l'anatomie et de la physiologie réelles.

HÉROPHILE

Ou naissance de l'anatomie et de la physiologie réelles.

En Égypte régnait, long-temps après Hippocrate, un

prince amateur des sciences. Hérophile s'y rend, et obtient la permission d'ouvrir des cadavres. Dès-lors la médecine apprend quels sont les rouages de l'économie, ces solides vivans qui composent la charpente de l'homme et en exécutent tous les actes.

Ce secours avait entièrement manqué aux médecins de la première époque. Ils n'avaient vu dans l'homme qu'une écorce, quelques excrétions qui se faisaient jour par ses orifices et un petit nombre de mouvemens qui se manifestaient au-dehors. Tout le reste leur était caché. S'ils ne purent rien dire de vrai ni sur la structure de l'homme, ni sur son mécanisme, on ne doit donc pas s'en étonner, puisqu'il leur fut impossible de rien apercevoir. Avec Hérophile et Erasistrade, qui s'adjoignit à ses travaux, les solides prirent la place des humeurs, et la physiologie réelle celle de la physiologie basée sur les fluides. Tel fut même l'étonnement du premier de ces médecins, et le mépris qu'il conçut pour les théories hypothétiques d'Hippocrate qu'il devint un de ses antagonistes, et essaya de ramener toute la médecine à des faits aussi positifs que ceux que l'anatomie lui présentait. Delà naquit l'empirisme.

Empirisme. — Quels que soient les médecins que l'on cite comme fondateurs de l'empirisme, que ce soit Phylinus ou Thémison, il n'en est pas moins vrai que tous deux étaient disciples d'Hérophile, et que ce fut lui qui participa surtout à l'établissement de cette secte de médecins par les conseils et la méthode qu'il leur donna. Le temps des fictions était passé pour lui, il ne voulait que des vérités, et, dans cette intention, il n'admit que celles qui émanaient de l'autopsie des faits. C'était un second affront fait aux croyances d'Hippocrate, presque toutes dues aux suppositions. Encore du temps, et nous verrons les premières se multiplier au point de ne laisser aucune hypothèse qu'elles remplaceront par de tout autres croyances.

Ce travail sera long, pénible, traversé par des difficultés sans cesse renaissantes, même interrompu pendant une longue suite d'années, dans le cours desquelles les illusions de tout genre viendront obscurcir ce qui aura déjà été bien aperçu. Mais il en naîtra enfin une telle masse de faits et de vérités que l'ancien édifice ne pourra y résister et s'écroulera.

Les premiers anatomistes rendirent de grands services à la médecine, en lui faisant connaître les organes de l'homme ; mais quand ils voulurent s'occuper des maladies, s'ils détruisirent, au grand bénéfice de la science, les théories dans lesquelles on les avait ensevelies, ils ne firent rien pour en faire connaître la nature et le traitement. Au contraire ils portèrent à ces deux parties un fort grand préjudice d'un genre tout-à-fait opposé. Leur utilité fut donc le résultat de qualités purement négatives, car ils n'élevèrent aucune théorie, et n'auraient d'ailleurs pu le faire avec leurs méthodes défectueuses qui ne leur permettaient ni l'examen des causes, ni celui de l'évolution des maladies, ni l'appréciation d'aucun de leurs événemens. C'était un positivisme circonscrit dans les seuls faits évidens et actuels, tel enfin qu'il a été défini récemment dans le prospectus d'un dictionnaire de médecine récent. L'influence de ces idées, auxquelles le souvenir des services rendus par leurs auteurs donnait quelque autorité, s'est fait sentir long-temps dans la science, puisqu'elle s'est propagée jusqu'à nos jours, et y a apporté un état stationnaire que n'ont pu vaincre dans beaucoup d'esprits la multitude ainsi que l'évidence des faits.

Quel est l'ouvrage de médecine où l'on ne recommande pas encore de consulter l'expérience, et d'imiter en cela les empiriques ou Hippocrate que l'on confond à si grand tort avec eux? Cependant quand Hippocrate fit du méthodisme, ou de l'humorisme, ou de l'animisme, il chercha, établit des rapprochemens, raisonna, ou plutôt dogmatisa. On sait le cas que les empiriques firent de tout cela. Mais lorsqu'il enregistra toutes les maladies de l'homme, quelles qu'en fussent les apparences, et sans se demander quelle était leur nature, non plus que celle de l'action des remèdes qu'il leur opposait, c'est alors qu'il fit du nosologisme ou de l'empirisme, car c'est tout un. Toutes nos monographies ressemblent en entier à ces nosologies, à quelques développemens descriptifs près, ou à ces tableaux disposés en deux séries parallèles fournis par les auteurs de formulaires, à la confection desquels ni la physiologie, ni la pathologie, ni la thérapeutique n'ont été appelées, parce qu'elles leur étaient inutiles.

Mais revenons aux empiriques, et tâchons de découvrir la cause de leurs erreurs. Accoutumés en anatomie à des tableaux panoramiques, dont tous les sujets se présentent à la fois, ils portèrent cette manière d'observer dans l'examen des maladies, et c'est en cela que consista leur faute. L'aspect sous lequel se présentent les maladies n'offre rien de semblable à celui par lequel se laisse guider l'observateur des organes, considérés uniquement dans leur structure et leurs autres qualités fixes. Ici tout est simultané, chaque fait est indépendant d'un autre, et nous pouvons à notre gré en remplacer l'examen par celui de son voisin, sans que cela importe en rien à ce que nous recherchons. Tout est en outre fixe, considéré comme immobile et simultané; dans les maladies il n'y a rien de semblable. Ici c'est un tableau mouvant, composé de faits variables, qui se succèdent les uns aux autres, se suivent, s'engendrent, et ne présentent rien de fixe que le mouvement continuel de leurs phénomènes, dont l'interruption serait elle-même un événement qui annoncerait aussi un changement dans ses causes et en occasionnerait un autre dans ses conséquences. Une même méthode descriptive ne peut donc convenir à deux points de vue aussi différens, et quand on a dans ces derniers temps soumis toute la pathologie générale à de semblables tableaux énumératifs ou panoramiques d'effets accomplis, on a bien mal compris l'expérience et ses procédés, puisque ceux-ci changent avec les faits observés.

ASCLÉPIADE

Ou retour de la médecine au but de son institution.

Les premiers hommes, qui furent malades, employèrent tout ce qu'ils purent pour se guérir, et ce qu'ils firent ils l'appelèrent *médecine*. Venir près d'un malade pour l'observer souffrir, étudier les phases de sa maladie, et souvent même le voir mourir, sans lui porter de secours, ce n'est pas là faire de la médecine, c'est tout simplement être nosologiste. Chercher ensuite dans les faits ou dans ses pensées, une explication à tous ces événemens, c'est faire dans le premier cas de la physiologie, et dans le second de la philosophie, ou des fictions, selon que ces pensées sont empruntées à un système quelconque de la nature, ou aux divagations de notre imagination ; mais, quand un homme souffre et se plaint, quand tous les assistans s'emploient pour lui porter secours, le médecin ne vient-il que pour observer, et apprendre quel sera le résultat de l'évènement ? Et ne cherchera-t-il pas lui aussi à faire comme tout le monde ? Il a plus de moyens pour rendre service que tous tant qu'ils sont, puisqu'ils n'y connaissent rien, et que lui au contraire s'est spécialement occupé de ce sujet. Voilà ce que se dit Asclépiade, qui appelait la médecine d'Hippocrate *l'étude de la mort*.

Tels devaient être en effet les résultats d'une doctrine qui, ayant institué dans l'homme un principe autocrate, dont on ne connaissait que les volontés suprêmes ; intelligent, qui, à ce titre, savait mieux que qui ce fut, ce qui existait et ce qu'il y avait à faire ; conservateur et médicateur, dont il était conséquemment dangereux de contrarier les résolutions, ne permettait plus à ses adeptes de rien tenter. Aussi Hippocrate était-il expectant, et exigeait-il de ses disciples qu'ils le fussent. Il leur en avait fait un précepte dans ses aphorismes. Lui-même étudiait attentivement, et dans un recueillement respectueux pour son principe *physis, enormon* tout ce qui survenait dans les maladies, attendait leurs crises, comme les prophètes le messie, se trompant sur le moment de leur apparition, et principalement sur leur terminaison, tout aussi incertaine ; mais qu'il pronostiquait le plus souvent être funeste. Dans cet état de choses , il restait les bras croisés, livré à ses médiations sur ce qui se présentait à ses yeux , n'osant rien changer à son désordre, et le défendant à ses disciples , et ses malades mouraient, mais il l'avait pronostiqué. Tel est le tableau de la médecine expectante , elle n'a point de remèdes pour guérir , on en ignore le mode d'action, elle ne fera rien pour arrêter les funestes résultats d'une maladie qui menace d'abolir la vie, parce que son cours est obligé, nécessaire, et ainsi voulu par le principe autocrate, intelligent et conservateur , et le malade mourra en présence du médecin observateur.

Je ne sais si Asclépiade fut plus heureux qu'Hippocrate , mais il ne voulut pas que toutes les connaissances , acquises par le médecin, ne lui servissent qu'à remplir le rôle de simple spectateur. Il en possédait donc aussi lui , et de bien différentes de celles d'Hippocrate, et cependant on assure qu'il n'était point anatomiste, conséquemment point physiologiste , puisque la physiologie n'est que la science de l'organe en mouvement.

Théorie de l'obstruction. — Pour agir il faut avoir un sujet sur lequel doit porter l'action , connaître sa nature et ses dispositions, afin de se diriger d'après elles , et des agens pour remplir nos intentions. Le sujet du médecin est la maladie, ses agens sont les remèdes. Connaître la maladie et le mode d'action des remèdes , tel est donc le but des travaux du médecin. La nature et les circonstances de la première lui fournissent ses indications, et les autres, les moyens de les remplir.

Asclépiade, mécontent des théories subsistantes, et voyant d'ailleurs qu'outre qu'elles n'étaient point en rapport avec les faits, elles ne prêtaient aucun secours au médecin, résolut de les abandonner, et d'aller chercher dans les théories philosophiques du tems une doctrine qui se prêtât à tous les faits que l'inspection de l'homme lui présentait. Hippocrate l'avait fait aussi, mais malheureusement il espérait être plus heureux que lui. A l'époque où il vivait, la doctrine éléatique des atômes jetait le plus grand éclat. Elle était celle d'Epicure et des stoïciens. Asclépiade l'embrassa aussi, lui emprunta ses atômes, fit résulter le corps de la réunion accidentelle de quelques-uns d'eux, créa en lui des vides pour les y laisser circuler, et où ils s'embarrassaient quelquefois ; voilà la maladie et *l'obstruction.*

Cette doctrine était une simple assertion non démontrée, car rien ne venait à son appui que l'imagination qui l'avait créée, et personne ne pouvait l'admettre que les esprits timides qui, toujours arrêtés par les difficultés que présente la vérification d'une opinion, n'osent les aborder; ou ceux oisifs et peu éclairés, qui, toujours dénués de toute espèce de connaissances, ne peuvent rien lui opposer, et par cette raison forment l'immense multitude des croyans. Dès-lors il y avait autant de raison de penser qu'elle fût une erreur qu'une vérité, et ce qui pouvait plutôt faire incliner pour la première que pour la seconde, c'est qu'elle procédait d'une théorie imaginaire de l'homme, formée dogmatiquement sans en avoir appelé aux faits, et que son auteur n'était point anatomiste, et n'avait jamais rien vu de l'homme ; mais dans ce temps on croyait facilement, c'était l'imagination que l'on consultait en tout, et l'armée de ses fictions était toujours prête à détruire tout ce qui se présentait à elle, vérité et erreurs, aux yeux d'hommes qui n'avaient non plus que de l'imagination pour moyens de s'instruire. En conséquence la doctrine de l'obstruction fut acceptée, et par suite de cette paresse d'esprit qui nous fait toujours suivre des ornières tracées, même après que le système éléatique, qui lui avait donné naissance, fut détruit, les médecins conservèrent la doctrine de l'obstruction, qui avait fait une si profonde impression dans leur esprit. C'est ainsi que se sont conservées toutes les autres doctrines antérieures, qui n'avaient pas plus d'appui qu'elle, sur le principe vital, sur les maladies générales, sur l'humorisme, et tant d'autres semblables.

On sait combien de temps a subsisté la doctrine de l'obstruction, je devrais dire aussi toutes les autres dont je viens de parler qui remontent au même temps, et ont eu la même origine, combien elle a été revérée, quel nombre prodigieux de médecins l'ont adoptée comme une vérité de toute évidence, puisque dans le siècle dernier Boerhaave en avait fait le fondement d'un système, admiré de l'Europe et des pays éloignés, et qu'un grand nombre de médecins, instruits par lui, en conservaient le précieux dépôt, et soumettaient à sa décision tous les faits qui se présentaient à eux, et surtout les fièvres ainsi que tous les mouvemens circulatoires précipités, donnant ainsi pour cause de l'accélération qu'on observait en elles l'accident le plus propre à l'arrêter..

Cette doctrine cependant, quoiqu'ayant une origine

ténébreuse , n'était pas depourvue de toutes apparences de vérité dans ce qui appartenait à la médecine. Ce sont ces apparences qui ont toujours perdu la science et fasciné les yeux . En chassant toute idée d'une force autocrate et différente du corps , telle que l'avait créée Hippocrate , elle dirigeait, dit avec beaucoup de raison Sprengel , dans son histoire de la médecine, l'attention sur les organes agissans, déposait en eux le mécanisme de tout ce qui constituait la physique de l'homme , et restituait cet être à lui-même. On sait en effet , et les observations microsco-piques , ainsi que l'anatomie pathologique l'ont rendu certain , que toutes les irritations prolongées sont accom-pagnées d'une stase des liquides circulans. Mais la théorie s'était trompée en mettant l'effet à la place de la cause , comme le démontreront un jour Manitius et Fontana.

GALIEN

Ou la désignation précise de la plupart des sources de l'indication thérapeutique.

Je ne m'occuperai certainement point de tous les sujets dont s'est entretenue la loquacité de cet auteur, c'est un dédale sans terme. Rien ne pourrait en être utile à la science , et d'ailleurs en tout cela il n'a fait que répéter Hippocrate et ses successeurs, Hérophile et les autres ana-tomistes ou physiologistes , et mal les commenter, car les anatomistes et les nosologistes , qui viendront après lui , outre les embarras provenans de leur sujet ; le trouveront encore rempli de tous ceux qu'y a ajoutés sa pétulante fa-cilité de produire des fictions.

Galien n'était point anatomiste, et cependant il parla des organes de l'homme sans la connaissance de ces solides vivans, il ne pouvait être physiologiste et cependant il fit de la physiologie. Il ne possédait pas non plus des connaissances bien profondes en pathologie, puisque, dans cette branche, il ne fit que commenter toutes les erreurs d'Hippocrate. Il n'avait donc aucunes connaissances réelles, mais Aristote lui avait fourni les moyens de ne jamais manquer d'argumens dans quelque sujet qu'il eut à traiter.

Néanmoins du milieu de ces flots de paroles jaillit une sentence qui, en paraissant ne s'appliquer qu'à la thérapeutique, embrassait toutes les obligations imposées au médecin et en présentait l'ensemble dans la série de leur urgence. D'après Galien, « on doit tirer l'indication de l'essence de la maladie, et, lorsqu'on ne peut reconnaître cette essence, de la saison, de la constitution atmosphérique, du genre de vie, de l'état des forces, de la constitution individuélle, mais *fort rarement des symptômes.*» De méthodo Medendi. lib. XI et XII.

Lorsqu'Hippocrate, en soumettant les maladies à une dichotomie, basée sur l'état des forces, indiquait le rapport des ces deux ordres de lésions avec leurs causes, et en déduisait le traitement, il renfermait implicitement cette loi, mais ce n'était qu'une grande conception, que le défaut de développement rendait obscure. Galien fut plus explicite, sans avoir cependant eu le mérite d'avoir fondu comme Hippocrate toutes les circonstances appartenant à chaque ordre de la maladie les unes dans les autres, conséquemment d'en avoir fait sentir la connexion, puisque sa division des maladies des solides et des humeurs n'avait rien de semblable à ce qui se trouvait dans le plan de l'auteur de la dichotomie.

Arrêtons-nous un instant aux expressions de cette sentence, nous ne pourrons mieux terminer l'histoire de cette période que par des explications sur le sens qu'elles contiennent.

1ᵉ Pour tirer l'indication et le traitement qu'elle propose de l'essence de la maladie, il faut de toute nécessité chercher qu'elle est cette nature et la caractériser; sans cela nulle indication. Que peut-on guérir quand on ne le connaît pas? Si cependant, malgré cet oubli, on se détermine à employer quelques moyens, sur quoi leur administration peut-elle être basée? Uniquement sur un empirisme aveugle, qui n'a pour lui que quelques résultats fortuits, mais le plus souvent nuls ou même funestes, dus à l'ignorance complète de la circonstance qui a favorisé l'effet d'un remède pris au hasard, et de toutes les autres qui peuvent se présenter dans d'autres maladies, fictivement semblables. Or celles-ci sont de beaucoup les plus nombreuses, et ce sont elles qui rendent nos traitemens si souvent infructueux ou même contraires. Pour éviter ceux-ci, il serait donc nécessaire de connaître toutes les circonstances de la maladie, qui ont rendu inutiles ou préjudiciables des traitemens dirigés par l'unique désir de sortir de l'embarras où l'on est, et celui de tenter dans cette intention une expérimentation quelconque. Or pour connaître la maladie et ses circonstances, on ne peut accepter toutes les suggestions de l'imagination, il faut observer. Si l'on appliquait ces réflexions aux nosologies ou traités de médecine pratique actuels, quel jugement pourrait-on en porter? Quelle observation ou analogie a pu former ces listes de remèdes placées en regard des maladies , et y entasser sans jugement ni raison tous ces agens dont l'action est contradictoire et le nombre plus capable d'embarrasser le praticien que de l'aider ? N'ayant rien autre chose que de l'incertitude , privé de règles et de direction , ce n'est donc que sur la foi de son livre qu'il les emploie ? C'est ainsi que les malades , exposés dans les rues de Babylone , recevaient de tous les passans une consultation sur leurs souffrances. Babylone est , comme on le sait , l'ancienne Babel.

2ᵉ Mais rechercher la nature de la maladie , c'est recher celle de sa cause et de son mode d'action , puisque c'est de celle-ci que la première tient ce qu'elle est. La notion de la cause est donc renfermée dans celle de la maladie. C'est aussi ce qu'avaient pensé non-seulement l'auteur de la dichotomie du *laxum* et du *strictum* , mais encore tous ceux qui en ont formé sur une autre base ; et c'est encore en cela que ces dichotomies manifestent leurs avantages sur toutes les nosologies polymorphes, où l'on voit autant de types de maladies que de classes, et autant qu'il plaît à chaque auteur d'en inventer. En mentionnant la saison , la constitution atmosphérique ; le genre de vie , Galien eut l'intention de désigner la cause. Mais que de vague et de lacunes ici ! La saison et la constitution atmosphérique n'ont-elles pas le même caractère ? Si le genre de vie apporte quelques autres causes à la maladie , combien n'en existe-t-il pas de tout aussi nécessaires à mettre en ligne de compte , telles que les effluves , les venins et les virus ? Mais en réduisant tous ces agens à ce qu'ils ont de commun dans leur action sur l'activité des organes , comme l'avait fait Hippocrate, on ne tardera pas à se convaincre qu'ils se classent sous un très-petit nombre de chefs, et que cette activité ne peut pas subir autant de variations qu'il existe d'agens. Tout le monde sentira que ce que je dis de la modification morbide, imprimée à l'activité des organes par les différens agens, ne s'entend point de la diversité que ceux-ci apportent dans le choix qu'ils font des parties, d'où proviennent véritablement les spécifiques, ou agens propres de l'un ou de l'autre organe.

3° La constitution du sujet vient après la nature de la maladie et de ses causes dans les motifs qui servent à établir l'indication, et sous ce mot il faut comprendre son tempérament, son âge, son sexe, l'état de ses forces, ses idiocrasies, ses états temporaires, tels que les règles et la grossesse, la plénitude de l'estomac, et enfin tout ce qui est propre au malade, et exige souvent que le médecin apporte des modifications à son traitement.

Quant aux symptômes, il paraît que Galien était bien éloigné de partager l'opinion des auteurs actuels de nosographie qui y placent la maladie, et en font ressortir leurs différens ordres. Eh ! que penser d'eux en effet quand on voit l'hydropisie être l'effet de deux causes opposées, l'obstruction des veines et la supersécrétion des organes cellulaires ; la rougeur et le phénomène de la stase sanguine provenir également d'un épanchement traumatique, d'un épanchement sécrétoire, d'une exagération d'action des capillaires sanguins, de leur collapsus et d'un obstacle mécanique à leur circulation ; la diarrhée et tous les flux offrir les mêmes difficultés, et se rencontrer avec toutes les dispositions morbides du ton et du rhythme ? C'est ce que nous discuterons lorsque nous ferons l'examen des nosologies symptomatologiques de la faculté de Paris.

Si toutes les considérations, contenues dans les paragraphes précédens, étaient renfermées dans la grande conception d'Hippocrate; si bien long-temps avant Galien il ne fit point entrer les symptômes dans l'appréciation de la maladie, lorsqu'il établit sa dichotomie; si tout cela formait enfin pour lui un tout indivis, ce dernier auteur rendit donc un grand service à la science en développant l'idée d'Hippocrate, et en en faisant ressortir les membres inaperçus.

De l'opinion partagée par Hippocrate et Galien sur l'indication, il résulte, si l'on veut bien y faire attention, qu'il y aurait dans les nosographies précitées non-seulement une énorme lacune par l'absence de tout ce qui est relatif à l'indication thérapeutique, mais une plus grande encore dans ce qui regarde la nature des maladies dans laquelle l'indication a son fondement; lacune même avouée par ceux qui ne cessent de dire que la maladie n'est pas connue. Heureusement cette dernière idée n'est que celle d'un certain nombre de médecins qui sont professeurs à Paris, car les autres sont plus rassurants sur ce sujet, et d'ailleurs seraient capables, tant par amour-propre que pour leur honneur et celui de la science, de faire tous leurs efforts pour obtenir une connaissance sans laquelle ils ne sont rien.

LETTRE III.

Suite de l'histoire de la vitalité.

Galien était le Vandale qui, se servant de toutes les erreurs que la faiblesse de notre esprit avait laissé introduire dans la science avec le peu de vérités si péniblement recueillies par les premiers médecins, s'en servit pour détruire entièrement ces dernières. Il amena les ténèbres, et elles durèrent tout le temps que la médecine fut aux mains des Arabes. Semblables aux abeilles qui, rassemblées dans le tronc d'un arbre, réparent par de nouveaux travaux les dommages faits à leur établissement, les médecius vont se remettre à l'ouvrage, réparer aussi les brèches faites à leur science par cet homme, et élever sur les premiers travaux un monument plus étendu et plus durable.

Lorsque la médecine reprit une nouvelle vie, ce furent les anatomistes qui se mirent les premiers à l'ouvrage, et recherchèrent ce qu'il y avait de positif dans l'homme. Mais tel avait été l'ascendant de Galien sur les siècles qui l'avaient suivi que, quoique l'inspection leur fit apercevoir à chaque instant les erreurs de cet auteur, ils ne purent se décider à les regarder comme telles, et préférèrent recourir à des aberrations de la nature que de croire qu'il s'était trompé. Quand on pense que ce sont des anatomistes du plus grand mérite qui se laissèrent ainsi entraîner aux prestiges d'un nom, quelle sécurité nous offrent les opinions non appuyées des faits, quand bien même les siècles paraîtraient les avoir consacrées? Et combien d'autres exemples semblables ne nous présente pas l'histoire de la médecine! Hippocrate reprendra cependant la place usurpée par Galien, et nous le verrons aussi lui peser du poids de toutes ses erreurs, arrêter les efforts de la nouvelle médecine, l'étouffer, et dominer dans certaines écoles comme Aristote le fit dans l'Université de Paris.

Cependant l'élan était donné, les anatomistes avaient enfin dessilé les yeux sur le compte de Galien, et on commençait à ne plus croire à son infaillibilité ; c'est alors que, pendant que le plus grand nombre des médecins le conservaient encore pour leur guide, quelques autres, versés dans la chimie, essayèrent d'introduire cette science dans la médecine, et de substituer une chémiatrie à la doctrine dite galénique. A cette époque parut un homme indépendant, un génie puissant, qui repoussant à la fois les applications exagérées de la chimie, et les fictions d'Hippocrate et de Galien, commença à faire connaître les lois intérieures de la vitalité : cet homme est Van-Helmont.

VAN-HELMONT

Ou théorie des vitalités spéciales à chaque organe, développée sous un voile métaphorique.

Quoique Van-Helmont fut doué d'un esprit d'observation, cependant son imagination enveloppait souvent ses découvertes de fictions ! C'est avec ce double caractère qu'il nous parle de tout ce qu'il sait Afin de laisser à sa théorie sa couleur et ses qualités propres, nous allons la donner telle qu'elle est contenue dans ses ouvrages.   5*

Des deux espèces de parties, solides et fluides, qui entrent dans la composition de l'homme, les premières sont seules chargées de ses mouvemens actifs. Ce sont elles qui accomplissent l'œuvre de la vie, et exécutent les fonctions dans lesquelles elle consiste. Les secondes, soumises à toutes les digestions que lui font subir les solides, en reçoivent autant de transformations qui les rendent aptes à la nutrition du corps. Dans cette intention, ses organes se coordonnent les uns par rapport aux autres ; et comme la matière, dont ils sont formés, est entièrement inerte, alors ils contiennent au-dedans d'eux un principe actif, nommé *archée*, dont ils ne sont que les instrumens.

Un premier et principal archée (*Archeus faber*, *primus Archeus*) occupe l'estomac, et a le gouvernement général de toute la machine. En lui existe toute l'activité, (*in Archeo omnis activitas ; Natura contrariorum. p.* 150). C'est l'*Impetum faciens* d'Hippocrate ; *De ideis morbosis,* p. 455, 458 ; la *Causa efficiens interna ; Archeus faber* p. 33 ; et d'après cela l'estomac est le directeur de toutes les digestions ; *A sede animæ,* p. 238.

Sous cet archée en existent d'autres particuliers, répandus dans tous les organes pour l'exécution de leurs actes. Ces archées, quoique soumis à l'archée général, ont cependant aussi une puissance individuelle, se meuvent dans une sphère spéciale, et comme lui peuvent entrer en fureur. Voyez la plèvre s'irriter de l'acide que l'estomac lui envoie, ou de l'épine enfoncée dans sa substance. « *Ergo autem in pleuritide considero primum motorem internum, seu calcar, et utrumque unum idemque efficiens suí, ipsum voco pleuritudinem. Cruorem autem eò af-*

fluentem et effusum, indèque natum apostema tanquàm productum considero, quorsùm communem adducam experientiam in exemplum. Sit spina alicui infixa cui successit in instanti dolor, à dolore mox pulsus, à pulsu cruoris affluxus, undè tumor, febris, apostema, Spina ergò post se movet cætera. Metaphorica ergò spina pleuritidis, et, propriè loquendo, ipsa pleuritis est peregrina aciditas concepta in archeo.» Pleura furens, p. 519.

Arrêtons-nous à cette citation. Van-Helmont y a déposé tous les élémens de son système. Nous y voyons un principal archée, représentant l'individualité de l'homme ; un estomac recteur parce que c'est en lui que se fait la première digestion des alimens, et qu'il entretient, ainsi que les intestins, des rapports nombreux avec un grand nombre d'organes; une acidité produite par lui ; des archées particuliers, répandus dans tous les organes, et avec eux une vie propre et des fonctions spéciales, liées au tout par l'archée principal ; une plèvre irritée nous fournissant l'image de ce qui se passe dans les maladies de chaque organe, et nous présentant le tableau complet et exact de celles qui sont inflammatoires ; tel est en abrégé le système de la vie, d'après Van-Helmont. Faites disparaître de ce tableau l'archée général, et le remplacez par la succession des fonctions et les sympathies ; ôtez à l'estomac les droits exagérés qu'on lui donne, et ne lui accordez que des sympathies, et un acte qui lie ses fonctions à l'acte nutritif des autres organes ; mettez l'acidité et son pouvoir dans le nombre des suppositions ; chassez enfin des organes tous ces archées qu'on a infusés dans leur substance, et regardez-les comme les représentans de leur vitalité ; conservez tout ce que l'auteur dit de la spécialité de leurs actes , de leur exaltation et de ses accidens ; laissez à cette exaltation le terme métaphorique lui-même par lequel on la désigne , et que tous les médecins ont conservé au défaut d'un nom propre, et vous aurez la théorie presque complète et exacte de la vie , ainsi que du mécanisme de l'inflammation. Pour tout dire enfin , et il nous en a donné l'exemple , réduisons le tout à ce qu'il y a de réellement existant , et il ne restera plus que des mouvemens qui s'enchaînent par d'autres mouvemens.

Que de vérités dans ce système non aperçues avant ce poète médecin ! Est-il surprenant qu'un aussi grand nombre de personnes l'aient accepté , puisqu'il les débarrassait de tous les fantômes que les doctrines précédentes mettaient à la place des faits de la nature , et des mensonges qu'elles donnaient comme leurs explications ? Pourquoi faut-il que Van-Helmont lui-même n'ait pu en faire une justice complète, et soit venu mêler ce qu'elles avaient de faux avec les faits si bien observés par lui ? Pourquoi et à quoi bon cet archée et ces archées ? Où avait-il vu cette acidité , et son transport sur les organes ? Est-il absolument nécessaire qu'il y ait des âcres gastriques pour produire une maladie , lorsqu'on la voit si souvent résulter de l'action de corps qui n'ont rien d'acide , appliqués à la peau ou à tout autre organe , et produire sympathiquement une maladie éloignée ? Mais si Van-Helmont excellait à observer ce qui se passait sous ses yeux , et à en rendre compte , il était un fort mauvais physiologiste , et ignorait complètement le jeu des nerfs , des vaisseaux et des sympathies.

Lorsque tous les médecins en France étaient hippocratistes purement et simplement, ou galénistes, ou chémiatres, ou mécaniciens, la faculté de Montpellier empruntait de Van-Helmont son système, le commentait, l'élucidait, et en faisait la base de toutes ses théories. Pendant le même temps celle de Paris était hippocratiste, galéniste, comme les autres médecins, acceptait toutes les doctrines, et ne savait pas ce qu'elle était. (*)

La maladie, selon Van-Helmont, était unique, ou autrement était d'une seule nature, puisqu'elle ne consistait que dans l'irritation de l'archée ; commé telle, il n'y avait rien de négatif en elle. La faiblesse n'en est qu'un accident et les accompagne toutes ; *Ignotus hospes*, *p.* 400. Ainsi que la mort elle est de sa nature opposée à la vie ; *Progreditur ad morborum curationem, p.* 428. On en obtient la guérison, non par les contraires, mais en calmant l'archée. Du reste la nature est la médicatrice de toutes les maladies, et le médecin en est le ministre. *Ignotus hospes*, p. 401. On voit que si Van-Helmont était actif en pratique, il ne l'était pas en théorie, et qu'il avait un système de thérapeutique tout-à-fait propre, puisque reconnaissant que les maladies sont des états d'irritation qu'il reconnaissait devoir être calmés, et opposés à la vie, cependant il s'en remettait à une nature médicatrice.

Si Van-Helmont ne découvrit pas toutes les lois qui régissent l'homme malade, il en reconnut au moins les principales, et invita à de nouvelles recherches. Nous allons revenir sur quelques-unes des théories qui lui appartien-

<hr>

(°) Les aphorismes de Boerhaave servaient encore de texte aux leçons de Corvisant au commencement de ce siècle. Jugez quelle était sa physiologie.

nent véritablement, quoi qu'on les ait attribuées à d'autres.

Solidisme. — L'homme ne présentant aux philosophes antérieurs à Hippocrate et à Hippocrate lui-même qu'une écorce revêtue d'une forme qu'animait un moteur intelligent, et d'où s'échappaient quelques humeurs, ils ne purent faire autrement que de prendre ces humeurs pour les instrumens de sa vie; telle fut la première théorie de la vitalité, d'où l'on déduisit celle des maladies et de leur traitement.

Cependant, en même temps qu'elle, Hippocrate en émettait une autre qui ne présentait plus rien de semblable, et lui était même entièrement opposée. Au lieu des variations survenues dans la quantité des humeurs ou leur mélange, il était question de force et de faiblesse, de resserrement et de relâchement; ce qui ne pouvait plus convenir à des humeurs, dont la consistance n'était pas assez grande pour donner lieu à des phénomènes semblables, et indiquait évidemment des organes solides. Si les anatomistes subséquens étaient venus constater leur existence et leur jeu, Galien, qui leur avait succédé, avait tout étouffé dans un humorisme qui fut encore assez fort pour résister aux nouvelles connaissances des anatomistes des 16ᵉ et 17ᵉ siècles. Il fallait donc une tête forte, un homme plein de résolution et d'audace pour s'opposer seul à l'unanimité générale. Sans Van-Helmont la médecine nagerait encore au milieu des humeurs, et même encore, malgré lui et tous ceux qui ont suivi son exemple, malgré l'anatomie et les faits de tous les jours, on voit par les théories actuelles de la faculté de Paris combien elle a de tendance à redevenir humorale.

Pour arriver à son but, Van-Helmont dénie aux humeurs toutes espèces de facultés actives; il décrit celles des solides, et voit partout dans le corps les humeurs soumises à leurs digestions. La maladie, qui n'est qu'une modification de la vie, y trouve aussi son explication, comme nous l'avons vu dans la *pleura furens*. Il est vrai que pour effectuer cela Van-Helmont infusait dans les solides un principe actif, mais comme ces organes en étaient les dépositaires exclusifs, ils devinrent les seuls agens de tout ce qui appartenait à la vie.

Cette théorie éprouva d'abord beaucoup d'oppositions, et cela devait être dans un temps où tous les médecins étaient galénistes, chémiatres ou mécaniciens. On l'adjoignit ensuite aux autres doctrines, comme on le voit encore dans toutes les nosologies actuelles ; ouvrages d'une contexture extrêmement flexible, espèces de pots-pourris où l'on ne refuse rien, où l'on accepte tout, et où l'on sait réunir les choses même les plus contradictoires. Là se trouve un cadre pour les fièvres, ou les maladies du principe vital, un autre pour les maladies humorales, un troisième pour celles des archées en fureur ou les inflammations, et même un autre pour les maladies qui végètent comme les plantes, telles que les lésions organiques. Vous seriez étonné si je vous disais tout ce qui s'y trouve encore ; des névroses pour les maladies des nerfs, raison pour laquelle d'autres ont cru pouvoir leur accoler les angioses, les adenoses et les trophopathies, et les solutions de continuité et les difformités, et même les pous et les vers ; oui les pous et les vers sont de véritables maladies selon la faculté de Paris. Ces ouvrages sont en grand honneur en France. Jugez de l'estime qu'ils y obtiennent, puisque l'un d'eux y a reçu une récompense nationale de dix mille francs. Cependant un malin médecin en ayant fait la critique, cet ouvrage a aussitôt été délaissé, mais son auteur avait l'argent dans son coffre fort. Honneur aux juges !

Gastrisme. — L'opinion de Van-Helmont sur la résidence de son principal archée était une erreur, mais cette supposition avait au moins en sa faveur beaucoup d'apparences. L'estomac est l'organe introducteur de tout ce qui nourrit l'homme, il entretient beaucoup de rapports avec toutes les pièces de son édifice ; s'il éprouve du besoin, on tombe dans la faiblesse ; si l'on y verse des substances excitantes, bientôt la circulation en ressent les effets, et avec elle l'économie entière ; s'il souffre, tout le corps en est affecté ; conséquemment les raisons qui invitaient à le regarder comme la principale pièce de l'économie, ne manquent pas. Les fièvres étaient regardées par tous les médecins comme des maladies générales, et Van-Helmont le croyait aussi, puisqu'elles atteignaient son principal archée. Comme telles elles occupaient spécialement les premiers ateliers du corps (*primæ officinæ*), l'estomac et les intestins ; *Febris essentia, p.* 774) ; les fièvres malignes, endémiques, des camps, (*De febribus, cap.* 10), la peste (*De conceptis*) y résident aussi, ainsi que toutes les maladies du cerveau et la goutte (*A sede animæ; Ignotus hospes, De conceptis, De febribus*).

La portion de cette théorie qui regardait quelques-unes

des maladies appelées *fièvres* fut admise par Baglivi , Hoffmann et un grand nombre d'autres auteurs ; Bordeu l'ac-
cepta aussi. Si pour quelques-uns d'eux elle était, ainsi que
pour Van-Helmont, une pure opinion théorique , la nécros-
copie la transforma bientôt pour beaucoup de praticiens en
une vérité d'inspection. Prost consacra à la démontrer tout
son ouvrage intitulé : *La médecine éclairée par l'ouverture des corps,* et c'est là que Broussais , après avoir
émis une opinion entièrement opposée , et critiqué Prost ,
puisa celle qu'il adopta en dernier lieu , et même tout en
continuant encore à critiquer cet auteur, car il ne se lassait
pas de critiquer. Cependant la doctrine de tous ces auteurs
n'était pas encore dégagée de toute participation aux opinions anciennes , selon lesquelles toute maladie fébrile procédait d'un mouvement universel , primitif, dont l'affection
du canal alimentaire n'était qu'une concentration , ou une
lésion secondaire; ou enfin, comme le disait aussi quelquefois
Broussais, une lésion plus exaltée à raison de ce qu'elle
était dans des organes plus sensibles ou plus influens, car
les explications ne lui manquaient jamais. Tous ces auteurs
ne furent donc que des commentateurs de Van-Helmont.

Théorie des vitalités particulières. — Dans l'extrait
que nous avons donné du système de Van-Helmont, nous
avons fait une mention spéciale de l'activité propre dont
il avait reconnu l'existence dans chaque organe; c'est là
ce que l'on a depuis appelé, et avec assez de justesse , les
vies ou vitalités particulières. Nous avons dit que, pour
en donner l'idée, il avait doué chaque partie d'un archée
particulier , soumis aux ordres du premier archée , gou-

verneur général. C'est là ce que Bordeu s'est plu à développer sans en avoir dit davantage que Van-Helmont, et au contraire en ajoutant aux erreurs de cet auteur de nouvelles erreurs.

Pourquoi faut-il que cette belle théorie, cette expression si vraie de la nature, et qui rendait si bien compte des actes spéciaux des organes dans l'état de santé, localisait toutes leurs maladies et leurs médications, leur donnait un caractère propre, expliquait leur nature, et faisait connaître la source et le mécanisme des maladies, ait été par l'auteur lui-même obscurcie par celle d'un archée général, en qui résidait toute activité première, toute impulsion antérieure, et réduisait ainsi à rien toute velléité d'action, tout essai, tout mouvement qu'auraient tenté les organes même blessés par une cause présente, et renouvelait sans raison ce naturisme ou cet animisme dépourvu de tout semblant de vérité, inventé par les anciens, et contredit par eux, sans s'en apercevoir, dans leurs autres théories?

Comment Van-Helmont ne réfléchit-il pas que cet archée général, en qui était toute activité première, et les archées secondaires qui se révoltaient et pouvaient même annuler les ordres du premier, formaient une contradiction formelle; que tout mouvement général pouvait aussi bien partir d'un point que de l'autre de l'économie, comme le démontrent les fièvres secondaires, et qu'en conséquence l'archée principal, ou tout autre agent général, disparaissait sous la puissance et les effets des archées ou vitalités particulières qui ordonnaient le mouvement. Mais Van-Helmont n'avait que des idées incertaines sur l'enchaînement des fonctions par voie de succession générale, et il ignorait entièrement les sympathies qui sont des mouvemens partiels entre un certain nombre d'organes, hors de toute participation générale. Un agent général se fractionne-t-il au point de n'embrasser que deux, trois organes comme cela a lieu dans ce qui survient soit en santé soit en maladie, entre l'utérus et les mamelles, entre les organes génitaux des deux sexes, le larynx et les poils ? Le voit-on se mêler à une cause qui n'est commune qu'à eux, se joindre à des organes qui agissent de concert sans y appeler les autres, subissent toutes les solidarités de leur engagement commun, et le font au milieu du calme général ? Cet exemple n'est pas rare dans l'économie, et le fait que j'ai cité des organes génitaux n'est que la répétition de ce qui survient entre la peau frappée de froid, et le poumon, l'estomac ou les intestins. Toutes ces communications effectuées souvent sans fièvre, ou tout autre mouvement dit général, n'offrent-elles pas des démentis formels et nombreux à l'existence d'un moteur général, et ne proclament-elles pas par leurs mille voix l'existence de mécanismes particuliers, dans lesquels se fond celui prétendu général ? Mais Van-Helmont ne connaissait pas les sympathies, et Hippocrate, qui le premier avait établi des mouvemens généraux, ne les connaissait pas mieux.

Enfin, comment Hippocrate et Van-Helmont s'expliquaient-ils l'existence de maladies locales dans un moteur général ? Ce moteur avait donc des parties indépendantes les unes des autres ; s'il en avait, il n'était donc pas un ? Que d'inconséquences !

Soyons donc bien persuadés que ces deux hommes, également grands, d'un génie transcendant, vivant constamment au milieu des erreurs, et n'ayant entendu prononcer que des erreurs, leur firent des concessions forcées. Mais comment se fait-il que ces erreurs aient trouvé un asile dans la faculté de médecine de Paris? Serait-elle actuellement, quoique si riche de faits et d'observations de toute nature, étrangère à ces faits, à ces observations et aux lois de la vitalité si souvent proclamées dans le siècle dernier et celui où nous vivons? En serait-elle encore à l'hippocratisme?

Théorie de l'irritation. — Van-Helmont ayant attribué à chaque organe une vitalité particulière, représentée par son archée, la théorie de l'irritation et de l'inflammation s'y rattachait naturellement et venait y trouver ses lois. Il est vrai que pour cela il ne faut pas lui demander si l'activité première de chaque organe procède véritablement, comme il le pensait, de l'archée qui a l'inspection générale, car on ne verrait plus que des contradictions ; mais cessons de lui demander compte de ce qui appartenait au temps où il vivait pour ne voir que ce qui était à lui et le recevoir avec gratitude.

Quand Hippocrate avait dit que l'inflammation résultait du passage du sang dans des endroits où il ne devait pas pénétrer, ce que Galien son écho avait répété, l'un et l'autre n'y apportaient, je crois, aucune importance. Asclépiade fut plus loin qu'eux, il décida qu'il y avait obstruction, et vit en elle un désordre qui constituait l'affection. Tout était alors mécanique dans cet évènement. Je ne m'occuperai certainement pas de ce qu'en pensaient les chémiatres.

Il était réservé à Van-Helmont de changer tout l'ordre

des idées, de substituer une activité vitale à une explication toute dynamique et de rentrer ainsi dans le système des faits organiques. Dans cette intention, au lieu de donner des mouvemens aux fluides, ou de voir une obstruction née de leur défaut de rapport avec des ouvertures destinées à leur livrer passage, il donne des mouvemens aux organes solides qui les contiennent, agite ces mouvemens et en fait provenir l'accumulation des fluides (*pleura furens.*) Tout fut donc soumis à ces actes et les autres événemens disparurent.

Cette théorie ne sourit ni aux hippocratistes, ni aux chémiatres, ni aux mécaniciens, et ne fut point acceptée par eux. Mais lorsqu'à l'occasion des recherches d'Haller sur l'irritabilité, les médecins désirèrent savoir quelle était celle des capillaires sanguins, Fabre examinant avec un microscope ces derniers organes dans un état d'irritation, aperçut en eux une circulation précipitée et dans des directions différentes. Plus tard et de nos jours, MM. Hastings et Gendrin y démontrèrent, dans la première période, des mouvemens accélérés auxquels succédait un arrêt dans les capillaires et une stase dans leurs fluides ; ce qui expliquait suffisamment les apparences d'une obstruction. Dès-lors la théorie de Van-Helmont acquit toute la puissance d'un fait d'inspection ; mais ce dernier auteur ne put lui donner le développement nécessaire, car on ne connaissait pas encore de son temps les effets du *collapsus* sur les divers organes.

De cette sur-activité les uns, et Stalh en particulier, en firent leur ton, changeant ainsi à leur gré la nature des mouvemens, ou méconnaissant la différence qui existe entre la tonicité et l'irritabilité, que démontrent cependant d'une manière si évidente toutes les irritations excessives qui, au lieu de consister en un excès de ton, s'accompagnent au contraire de la perte de ce même ton, d'où dépendent l'évasement, la stase des fluides et leur congestion.

Après avoir fait connaitre la théorie de Van-Helmont, essayons de marquer en quoi consiste sa différence de toutes celles qui précèdent, et d'indiquer la nouvelle direction qu'il a donnée aux esprits.

Dans l'incapacité de porter leurs regards au-dedans du corps, les premiers médecins s'arrêtèrent à son écorce et aux phénomènes qu'elle fournissait. Leur physiologie y fut donc toute renfermée, l'intérieur fut entièrement méconnu. Mais comme les influences extérieures introduisaient dans l'homme des variations sensibles, ils les étudièrent avec soin, et par ce moyen acquirent la connaissance des rapports qui les lient avec ce qui l'entoure. Tout le reste fut présumé. Quoique les anatomistes qui succédèrent pussent, par la nature de leurs travaux et leur sujet, apporter de grands changemens aux théories et à la direction des esprits, il n'en résulta cependant aucun, parce qu'ils ne furent pas au-delà des plus gros faits ; aussi les premiers se contentèrent-ils de recuser les théories antécédentes, et les seconds les allièrent à celles qui résultaient de ce qu'ils voyaient.

Le travail de Van-Helmont n'a absolument rien d'analogue à toutes ces doctrines. Il était peu anatomiste et très-mauvais physiologiste. Laissant donc de côté les organes et leurs grands actes, apportant un très-faible intérêt aux résultats des influences extérieures, dont il nie même l'existence par l'établissement dans l'homme d'un agent dont l'action était spontanée, il s'arrête uniquement aux actes intrinsèques et minimes des organes qui sont leur vie même. Voilà le véritable caractère de ses théories. Si vous en ôtez son principal agent ou son premier archée, il ne reste plus que ses archées particuliers qui représentent ces vies.

Les médecins qui viendront après lui, l'imitant, rechercheront aussi quels sont ces actes dans l'état de santé et de maladie de l'homme, et de ces travaux naîtra la connaissance de l'irritabilité, agent propre de la vie, qui suscite en lui toutes les autres actions. Si Van-Helmont n'en connut pas la nature, il l'indiqua suffisamment pour mériter d'être à la tête de cette époque brillante, destinée à nous dévoiler le ressort et la cause de tous les évènemens de la vie organique. Avec elle s'évanouiront ces natures et ces âmes directrices, autocrates, spontanées, conservatrices, médicatrices. Une irritabilité, puisant ses raisons d'action dans les substances voisines, dirigée plus spécialement par quelques-unes d'elles, répondant cependant à toutes les autres, fera disparaître l'hippocratisme et toutes ses illusions, et deviendra la base d'une nouvelle physiologie, qui n'aura plus rien d'analogue avec la première. Avec elle aussi on cessera d'aller chercher dans Hippocrate et Galien des notions qu'ils ne possédaient pas.

GLISSON

Ou la découverte de l'irritabilité.

Van-Helmont avait bien reconnu la part pour laquelle

chacune des parties qui composent le corps de l'homme entre dans sa vie générale, mais il l'avait fait sans dire en quoi consiste l'activité particulière qu'il leur attribue, ni par quels moyens elle s'accomplit en eux, ou autrement il avait entièrement omis le mécanisme matériel exécuté par l'organe. Ce fut là le sujet que Glisson se proposa de traiter.

D'après lui l'activité du solide vivant consiste dans une irritabilité de sa fibre, indépendante des esprits vitaux. Dès-lors ce qui, d'après Van-Helmont, appartenait à un archée ou principe distinct de l'organe, devint un mouvement physique de ce dernier. Quels étaient le mode et la nature de ce mouvement? Celui-ci était-il unique ou en existait-il plusieurs? Enfin quels étaient ses rapports avec les mouvemens généraux de l'organe ou de son acte fonctionnel, avec les influences extérieures et avec la vie du tout, il n'en dit rien.

C'était déjà beaucoup d'avoir commencé. Il ne nous est pas donné de découvrir de prime abord tout ce qui appartient à un sujet. Ce n'est qu'en nous exhaussant sur les épaules les uns des autres que nous parvenons à atteindre un but élevé. Ceux qui franchissent les espaces sans aucun secours sont bien rares. L'électricité et sa théorie furent long-temps renfermées pour nous dans les attractions et les repulsions des fétus voisins de l'ambre frotté, et les lois des corps planétaires dans leur circulation. On n'avait point encore fait attention à la chute d'une pierre, et à son rapport avec cette circulation.

Avec notre sujet se dévoileront aussi les lois de la vie, de la maladie et de son traitement, car chacun de ces

événemens, étant dans le mécanisme intérieur des organes,
il ne s'agira, pour les bien comprendre, que d'obtenir la
connaissance de ce mécanisme. Si les médecins sont assez
heureux pour cela, tout, dans leur science, prendra de la
consistance, aura des bases et des moyens certains, et avec
elle disparaîtront tous ces fantômes si multipliés, qui se
reproduisent à chaque instant dans la médecine, et la rendent si hypothétique. On demandera dorénavant quel est
l'état de l'irritabilité, comme auparavant on demandait
quel était celui des humeurs ou la direction du principe
vital.

Pour résoudre convenablement le problème qu'il se présentait, Glisson eut eu besoin de s'imposer la loi de laisser
toute préconception, de ne voir que les faits de la nature,
de les bien voir tous, de les analyser et de ne prononcer que
d'après eux. Malheureusement il était sous l'empire des
anciennes théories, et en même temps qu'il publiait un
ouvrage sur la nature énergétique de la matière, il soumet-
tait cette matière à une âme rationnelle. « *Sed re geritur,
dit-il, reverà animam rationalem esse verum immor-
talem spiritum, independentem à materiâ, et conse-
quenter separabilem ab eâdem, et durante præsentiâ
ejus in homine, hunc vivere, abeunte, mori. Verùm
ipsam animam saltèm esse ultimum et originale subjec-
tum vitæ, quam corpori humano communicat. Ità ut
vita, respectu subjecti fundamentalis, in quo primo
inest, sit ipsa substantialis natura ejusdem.» Præfatio,*
et par cette tirade, il détruit aussitôt son ouvrage.

Tels ont toujours été les funestes effets des préconcep-
tions et des théories reçues sur croyance, qui sont venues à

toutes les époques de la science arrêter et détruire même les efforts les plus généreux, obscurcir leurs résultats, et donner à la science cet air hypothétique qu'on ne cesse de lui reprocher. Quand surtout cessera-t-on de mêler l'âme à tous les actes de l'économie, auxquels elle est le plus étrangère, et de souiller ainsi sa nature et sa théorie par des conceptions déraisonnables ?

Gorter succéda à Glisson, et annonça que l'irritabilité était commune à tous les êtres organisés, ce qu'un grand nombre d'autres auteurs repétèrent. Mais quel était donc la nature de ce mouvement ? On aperçoit en eux trois phénomènes généraux bien distincts, et également présens dans tous leurs organes, grands et petits, sécréteurs, excréteurs, nerveux ou contractiles, comme agens premiers de leur nutrition et de leurs fonctions. L'un d'eux est le ton, mouvement calme, lent, agissant progressivement dans une seule et même direction, et toujours de la périphérie à un centre d'action, ramenant conséquemment tout le tissu compris dans sa sphère à ce centre, diminuant ainsi son volume général, ses interstices et les aires des canaux qu'il contient, et donnant au tout une plus grande densité. Quand il est arrivé au *summum* de son action, il s'y maintient d'une manière fixe jusqu'à ce qu'une influence, différente de la première, vienne en détruire les effets, et lui faire subir une perte d'action. Alors les organes deviennent mous, prennent plus d'amplitude, cèdent à tous les efforts, et souvent abandonnent leurs molécules : ce qui forme un abcès si ce désordre est intérieur, et un ulcéré, s'il communique avec une surface. Depuis le tissu cellulaire jusqu'à l'os, tous les tissus éprouvent ces événemens.

Le second, bien différent dans sa nature et ses effets, consiste en un acte vif, précipité, oscillatoire, formé de deux mouvemens en sens opposé, et alternatifs, souvent repétés et rarement en repos, si ce n'est dans les hybernations, ou le moment d'inaction qui précède le developpement des êtres organisés disposés à recevoir la vie.

Ces deux espèces de mouvemens s'adjoignent l'un à l'autre pour l'accomplissement de tous les actes de l'organe, et concourent, quand ils sont dans un terme normal, à effectuer son acte général ou fonctionnel, et son acte de nutrition qui en est le but. Lorsque le cœur est trop dense, ses mouvemens en empruntent un degré de force analogue ; quand sa texture est au contraire molle et lâche, ses mouvemens ont également peu d'énergie. De même aussi les actes de son irritabilité intérieure sont-ils vifs et précipités, ils déterminent des mouvemens semblables dans la masse de son volume. Se rallentissent-ils ? Les autres le font aussi. Enfin selon le rapport dans lequel sont les deux actes internes et primitifs, le cœur aura des mouvemens durs et vifs, ou vifs et mous, lents et fermes, ou lents et mous, c'est-à-dire, un pouls avec ces caractères. Voila l'influence de ces premiers mouvemens sur ceux de fonction, ou de totalité de l'organe. La nutrition en reçoit de semblables, et l'on connaît assez quels sont les résultats qu'elle éprouve chez un sujet sain et vigoureux et ceux tout opposés qui ont lieu chez un sujet faible ou malade.

Je n'aurais pas donné une idée complète de ces deux mouvemens si je n'ajoutais que l'un et l'autre sont moléculaires, c'est-à-dire, intestins, le résultat du jeu de chaque molécule, et conséquemment partiels, pouvant comme tels n'embrasser qu'un nombre plus ou moins considérable de ces molécules : ce qui les distingue de l'acte fonctionnel ou de masse, qui s'accomplit par le volume entier de l'organe ou de la partie, et quelquefois même appartient, comme par exemple dans les muscles volontaires, à un moteur étranger aux actes vitaux de l'organe exécutant. Un muscle, se contractant après l'irritation du nerf qui s'y rend, ou sous l'empire d'une décision encéphalique, n'a certes rien de commun avec son irritabilité attachée aux actes profonds et intérieurs de sa nutrition.

Ces deux mouvemens sont toujours accompagnés d'une impressionnabilité qui les met dans un rapport exact avec les fluides envoyés dans l'intérieur de chaque organe par ceux dont la fonction est antérieure à la leur, avec ceux qui y pénètrent par une solution accidentelle, ou sont appliqués à la périphérie du corps, ce qui explique les jeux nombreux de ces mouvemens, et la source d'où ils tirent leurs causes. Mais dans le nombre de ces subtances, quelques-unes et plus spécialement le calorique et l'oxigène dans une proportion convenable, sont dans les animaux, les excitateurs les plus appropriés, puisque de leur absence résulte la cessation de toute activité.

De toutes ces actions des corps externes sur les tissus vivans, et des mouvemens qu'ils exécutent après leur contact, qu'on appellera si l'on veut réactions, qu'en déduira-t-on pour la définition de l'impressionnabilité? Pensera-t-on que c'est une faculté particulière et distincte du mouvement? Mais il faudra donc aussi en attribuer une à la molécule minérale qui se meut à l'approche d'une autre molécule, à tous les corps gravitans, au barreau aimanté

qui oscille près d'un morceau de fer. Le mot impressionnabilité n'exprime donc véritablement que le rapport que
nous apercevons exister entre deux corps, l'un présent,
l'autre s'agitant à sa présence. C'est aussi ce qu'en avaient
pensé avant nous plusieurs médecins qui avaient opéré
la fusion de l'impressionnabilité, par eux nommée sensibilité, et de l'irritabilité. Tels furent Arrigoni, Fé, Bertossi
et beaucoup d'autres.

C'est le jeu de ces deux impressionnabilités inorganique
et vitale, et de la réaction qui les accompagne dans lequel
résident les lois de tous les corps de la nature ; et chacune
d'elle, selon qu'elle appartient aux corps inorganiques
ou aux corps organisés est la source de tous les actes qui
composent l'une et l'autre physique. Si, dans ceux-ci, elle
règle la vie et tous ses produits, c'est en elle qu'il faut
aller chercher aussi la maladie, ses causes, les médications
et leurs agens. Chaque classe de corps a sa puissance première.

Ce sujet était élevé, et son importance sentie, un grand
nombre d'auteurs entrèrent dans la lice pour l'éclaircir ou
l'étendre. Haller fut un des premiers. Rien n'est plus obscur
que ce qu'il nous en dit. D'abord il pensa que l'irritabilité
est la cause de la contraction musculaire. En la concentrant
ainsi dans un organe spécial, ne devait-il pas penser au
contraire qu'elle n'a rien de primitif ni de général, ou
commun avec ce qui se passe dans les autres organes, et
qu'en conséquence elle n'est, dans le muscle, qu'un acte
fonctionnel qui procède même si peu de son irritabilité
intérieure qu'elle est le résultat de l'irritation nerveuse ou
de la volonté, effets bien différens de ceux de l'impres-

sionnabilité. Il voulut ensuite que toutes les parties du corps jouissent de l'irritabilité et de la force nerveuse. A coup sûr il n'y a aucun autre organe que le muscle qui ait une contraction analogue à la sienne, quoique tous aient un acte progressif intérieur qui annonce en eux des mouvemens oscillatoires. Enfin il va jusqu'à attribuer une sensibilité à un grand nombre d'organes, et la refuser à d'autres. Je crois bien que les organes qui reçoivent des nerfs sensibles, doivent accuser de la douleur, quand ils sont malades. Mais il est certain qu'aucun physiologiste n'assurera que cela annonce que ces organes sont sensibles par eux-mêmes, et pensera au contraire que cette douleur n'est qu'une transmission nerveuse, et un acte fonctionnel propre au nerf, car aussitôt que le nerf de ces organes sera coupé, il n'y aura plus de douleur. D'ailleurs cette sensibilité n'étant que l'attribut particulier d'un certain nombre d'organes n'a rien du caractère général qui appartient à un acte promoteur de la vie. Ce qui achève de le confirmer, c'est qu'après la section du nerf, et la perte de la sensibilité qui en provient dans les organes qui en étaient doués, leur vie n'en persiste pas moins. Il n'y a de moins en eux que l'acte fonctionnel qu'y avait introduit le nerf.

Ainsi donc Haller n'apporta que des erreurs à ce sujet. Néanmoins les recherches qu'il fit et celles qu'il détermina, procurèrent des connaissances précieuses sur des faits ignorés ou négligés.

Ce nouveau sujet avait vivement excité les esprits, et déterminé un grand nombre de médecins à vérifier par eux-mêmes ce qu'on annonçait de l'irritabilité, ou à le considérer sous de nouveaux rapports, ce qui produisit un flux d'opinions opposées, et avec elles quelques découvertes utiles. On doit surtout distinguer celles de Bénefeld et de Grau, d'après laquelle la force élémentaire du corps où l'irritabilité est générale et identique dans toutes les parties, parce qu'il n'en existe aucune qui ne renferme du tissu cellulaire, et que toutes lui doivent naissance. C'était dire positivement que le seul tissu cellulaire composait essentiellement l'être organisé, et que tous les autres organes n'avaient pour destination que l'accomplissement d'actes fonctionnels. Dès-lors il ne pouvait donc y avoir d'autres actes ou facultés vitales primitives et générales que celles du tissu cellulaire.

Fabre, professeur de Paris, en recherchant l'irritabilité des vaisseaux capillaires, découvrit des faits précieux qui firent connaître le mécanisme de ces organes dans l'état sain, et donnaient en même temps celui de l'inflammation. Il aperçut que le sang, entré au-dedans d'eux, cesse d'obéir aux lois de la circulation générale, affecte indistinctement toutes sortes de directions, et éprouve une sorte de flux et de reflux; fondé sur ces faits, il regarda l'inflammation comme une exaltation de la motilité des capillaires, réfuta la théorie qui lui donnait pour principe l'obstruction, et plaça son indication thérapeutique dans la destruction de cet état, et de la cause irritante. Voilà ce que plus tard Tommasini (*Essai sur différens points de physiologie, de pathologie et de thérapeutique*) et Broussais ne firent que répéter. Au reste Fabre pensa comme Bénefeld et Grau sur les attributions du tissu cellulaire, et se trompa entièrement sur la stase qui accompagne quelques inflammations dans les périodes qui succèdent à la première.

Soit système préconçu, soit inattention ou observation incomplète de la part de Fabre, il nia cette stase et ses conséquences. Il était réservé à deux observateurs récens, MM. Hastings et Gendrin, d'ajouter de nouveaux faits à ceux mentionnés par Fabre, et de faire disparaître la lacune qu'il laissait. D'après eux toute partie irritée est d'abord la résidence d'une circulation accélérée dans des vaisseaux resserrés ; après ce premier mouvement, les capillaires se dilatent, la circulation se ralentit, puis elle s'arrête complètement, (ils auraient dû dire quelquefois) ; le sang s'accumule, stagne, devient successivement jaune, brunâtre, puis noir, et se prend en masse. Si, par une influence quelconque, un nouvel irritant par exemple, les vaisseaux reprennent de l'activité, ils se contractent, les globules du sang redeviennent discrets et rouges, et se mettent en circulation. Voilà le mécanisme et les faits que ces derniers observateurs ont vu, mais dont ils n'ont point expliqué la cause ou le principe.

HALLER

Ou la découverte inopinée des irritabilités spécifiques.

Haller, en observant l'action de quelques substances sur l'économie, s'aperçut que des organes se laissaient impressionner par elles, et ne manifestaient rien avec d'autres substances. C'est ainsi, dit-il, par exemple que l'antimoine, dont l'action est nulle sur l'organe de la vie, irrite l'estomac et provoque le vomissement. Phys. tom. IV p. 466. Cet exemple qu'Haller nous rapporte n'est peut-être pas des mieux choisis, puisque le cœur et le système nerveux sont tout aussi affectés par l'antimoine que l'estomac, mais il n'en est pas moins vrai que l'opinion qu'il se faisait de l'élection des organes était des plus justes. S'il eut porté la même attention aux résultats de tous nos remèdes, à leur classification dans les matières médicales, et au choix que l'on en fait dans le traitement de chaque maladie, il ne se serait pas aussi étonné qu'il le fut à l'aspect de ce qui avait lieu sous l'empire de quelques substances, et il en aurait conclu que ce qui se passait sous ses yeux n'était pas un fait particulier, mais une loi générale de l'économie, qui se liait avec ce que Van-Helmont avait dit des activités particulières de chaque organe, et détruisait en entier la théorie des causes générales, des actions générales, des maladies générales, des médications générales, d'un principe vital général, et de tout ce que l'on avait inventé de général dans la physique de l'économie. Que ne dirait-il pas encore s'il assistait aux expérimentations de nos modernes physiologistes, et s'il voyait le parti qu'ils ont su en tirer dans leurs investigations sur la physique de l'homme !

MANITIUS, ŒDER ET FONTANA

Ou appréciation du résultat des influences extérieures sur l'irritabilité.

Avant Van-Helmont, tout était tâtonnement dans la médecine. En appliquant un remède à une maladie, on ne savait ni ce qu'était la maladie, ni ce que les remèdes avec lesquels on cherchait à la guérir pouvaient sur elle, et conséquemment quels moyens employer. On ne procédait en

tout que par essai ; c'était la méthode empirique pure, qui
ne permettait aucune pratique suscitée par la théorie. Van-
Helmont, en faisant connaître la nature de la maladie, et
répartissant chacune d'elles dans des organes spéciaux,
fournissait déjà aux praticiens des bases certaines à leurs
indications thérapeutiques. Haller, en lui succédant, et dé-
montrant le lieu d'action de chaque remède, donnait à
chacun d'eux une destination particulière et le moyen d'atteindre l'organe malade. Si l'on eût profité de ces découvertes, et qu'on les eût rapprochées l'une de l'autre, la
science était en grande partie fondée, car il ne s'agissait
plus que de savoir comment chaque substance opposée aux
maladies, se comportait avec elles, ou autrement quelle était
son action sur les organes et la maladie. Mais quelle qu'ait été
l'importance de chaque découverte, jamais on ne s'est avisé
de s'en servir pour composer le corps de la science, et en
tirer des règles de conduite ; toutes restaient sans usage,
et rentraient dans l'oubli aussitôt après leur publication.
Il fallait, pour les lier les unes aux autres et en obtenir le
fruit qu'elles présentaient, que quelqu'un, embrassant la
théorie de l'homme dans son ensemble, rangeât chaque découverte à sa place, fixât ses rapports avec la physique de
l'homme, et invitât ainsi à en construire le système, pour
s'en servir au besoin.

Deux grandes découvertes, avons nous dit, venaient d'être
faites. L'une nous faisait connaître la nature des maladies,
et la raison de leur dissémination dans le corps ; l'autre
nous enseignait quelle était la tendance des remèdes vers
chaque partie ; par là les médecins obtenaient des agens
particuliers pour chaque cas, et leur science sortait des

ornières de l'aveugle empirisme. [Mais ils ne savaient pas encore à quoi attribuer ces diversités qu'ils apercevaient dans le cours d'une même maladie, accompagnée d'un excès d'excitation, et la chute de ses mouvemens. C'est ce que va nous révéler Manitius.

Dans le même temps qu'Haller dissertait sur les forces morte, intégrante et nerveuse, Winter rétablissait la théorie de Glisson sur l'irritabilité, et l'attribuait à toutes les parties qui composent l'homme. Un de ses élèves s'empare à son tour de ce sujet, fait connaître les différences que l'irritabilité présente suivant le genre de vie et le tempérament, ajoute qu'elle est indépendante des nerfs, et que les poisons l'oppriment ou l'épuisent. (Citation extraite de l'histoire de la médecine par Sprengel, tome V p. 331). Que de bases fournies à la connaissance des maladies et à leur traitement !

1° A l'exemple de Glisson, Manitius substitue un acte organique et positif, l'irritabilité, à tous ces fantômes divers de noms et de nature que les médecins précédens avaient tirés de leur imagination ;

2° Il présente un mobile, connu par ses actes, pour le sujet de leur pratique, et sur lequel ils puissent agir, ou autrement auquel ils puissent adresser positivement leurs agens ;

3° Il donne les moyens de connaître les effets réels des substances étrangères sur l'homme, et d'en calculer l'intensité ; lui-même annonce que cette intensité est variable, et dépend du genre de vie ou de l'habitude, et du tempérament ou des forces acquises ;

4° Enfin il avait aussi aperçu cet épuisement, cette oppression , ce collapsus, ou cette faiblesse indirecte , comme il a plu la nommer depuis, qui était le résultat de l'action de certaines substances. S'il n'en fait point connaître la nature, Œder viendra après lui annoncer qu'il est le résultat de l'excitement, et Fontana ajouter que tout acte de l'irritabilité contribue à la diminuer. Avant Brown , ce dernier auteur avait prononcé que l'opium n'affaiblit pas.

Après avoir fait connaître les véritables auteurs de cette théorie, et avoir restitué à chacun ce qui lui appartient , que reste-t-il donc à Brown de tout ce qu'il s'est donné , et de toutes les critiques qu'on a dirigées contre lui ? Pour le premier cas , rien que le mérite d'avoir réduit en système des faits connus et publiés dès la plus haute antiquité, mais non expliqués ni attribués à leur cause véritable , dont l'examen venait d'être repris de son temps, et entièrement éclaircis par des médecins , dont le dernier surtout s'était attiré les applaudissemens de son siècle. Ce système, il l'avait développé avec le secours d'une dichotomie appartenant à Hippocrate, autre médecin revêtu d'une grande estime, et voilà cependant que sous le nom de Brown on incrimine à la fois Hippocrate, le dieu de la médecine, Fontana, le plus honoré après lui des quatre médecins mentionnés dans cet article, et avec eux Manitius, Œder, et tous ceux qui ont parlé de l'oppression des forces. Que dis-je ! mais on s'incrimine soi-même, sans le savoir, puisqu'il n'est aucune personne qui n'ait dit que la chaleur affaiblit, que le vin enivre, que l'oppression peut paraître dans toutes les maladies, et n'ait parlé du ton et de l'atonie, ou de la force et de la faiblesse.

Pour le second cas, Brown restera toujours blâmable

aux yeux de la postérité de n'avoir pas avoué les sources
où il avait puisé ; d'avoir, dans une intention personnelle,
changé tous les noms, et de s'être montré l'imitateur trop
servile d'Hippocrate dans son principe général de la vie,
et de ses maladies universelles, ainsi que dans leur division
dichotomique, empruntée aux variations du ton plutôt qu'à
celles de l'irritabilité et de ses mouvemens oscillatoires.
Enfin quelle que soit son explication des causes débilitantes,
dans lesquelles il reconnaissait, encore à l'instar d'Hippocrate, des puissances d'un excitement seulement inférieur
aux autres, on le blâmera de n'avoir pas vu en elles des
excitans, au moins capables d'élever l'action des organes
au rhythme ordinaire, et d'avoir nié l'existence des maladies par *absence des puissances capables de soutenir la
vie*. Préf. des Élémens de Médecine de Brown, traduits en
français par Bertin, p. xxiij.

DÉCOUVERTES ULTÉRIEURES.

Depuis que l'irritabilité avait été mise à la place de tous
ces principes intelligens et autocrates qu'on avait préposés
au corps, et dans lesquels on allait l'étudier, les découvertes se succédaient avec rapidité et la théorie de l'homme
se formait. Chacune d'elles sans doute se trouvait entachée
des opinions sous l'empire desquelles elle se faisait, et
conséquemment aucune n'était pure ; mais d'autres observateurs devaient venir dégager les faits des fictions auxquelles on ne cessait de les associer, et ne plus écouter
qu'eux.

Nous avons passé en revue la plupart de ces découvertes, et nous avons été à même de nous convaincre combien

elles apportaient de changemens à l'ancienne médecine, nous ne dirons que quelques mots de celles plus récentes, qui leur font suite.

L'une des premières fut la distinction exacte et circonstanciée de l'irritabilité, ou des mouvemens oscillatoires, nommée par Haller *force intégrante*, et des mouvemens toniques ou de constriction, auxquels le même auteur donnait le nom de *force morte*. Haller avait dit. fort peu de choses de leur caractère et de leurs effets, et vous avez pu voir à l'article GLISSON tout le développement que nous leur avons donné.

Plus tard, et seulement dans ces dernières années, l'auteur des élémens de matière médicale et de thérapeutique, imprimés en 1840, Paris, chez Ébrard, s'étant aperçu que les maladies irritatives des auteurs ne possédaient aucun des caractères du mouvement vital de force ou de tonicité, auxquels tous les auteurs s'obstinaient à les rapporter, et même qu'elles faisaient avec lui un contraste évident, les enleva à ce genre de mouvemens, et les rapporta au rhythme et à l'irritabilité. Des-lors cessaient tous les débats fondés sur le rapprochement des faits présentés par ces maladies, et du caractère qu'on leur prêtait.

Il présuma aussi la distinction qu'il y avait à faire entre l'irritation, ou la lésion en excès de l'irritabilité générale et commune à tous les organes et l'inflammation, ou l'irritation spéciale des capillaires sanguins : ce qui le porta à faire voir la fausseté de l'opinion qui accordait tant de prérogatives à ces petits vaisseaux.

Il enleva ensuite aux symptômes tout droit de devenir une maladie, parce qu'il la plaça dans l'un des mouvemens primitifs dont nous avons parlé, et ne regarda les symptômes que comme des résultats altérés d'actes fonctionnels.

Il conçut encore la coopération des deux mouvemens oscillatoires et toniques dans l'accomplissement des fonctions, la diversité de proportion qu'elles éprouvaient dans certaines maladies, d'où leur collapsus, et l'antagonisme de leurs effets, quand ils sont excessifs : ce qui l'invita à fonder sur ce jeu le traitement des maladies chroniques.

Il faut joindre encore à ces théories la réfutation des influences générales sur l'homme, fondée sur leurs actions électives, et celle des mouvemens généraux de l'économie, que repoussait l'organisation de l'être vivant, et sa division en compartimens distincts liés les uns aux autres par des moyens divers. Dès-lors les prétendus mouvemens généraux ne furent plus que des mouvemens de circulation sanguine, dont les effets sont étendus au plus grand nombre des organes par le moyen de ses petits canaux, et il devint facile d'expliquer leur apparition antécédente ou consécutive aux diverses lésions topiques par l'affection également antécédente ou consécutive des organes de cette circulation.

L'humorisme et les influences débilitantes ou controstimulantes furent activement combattues, et regardées comme des erreurs dues à un défaut de connaissance parfaite de ce qui se passe dans l'économie, et comme telles rejetées de la physique organique.

L'auteur des élémens de matière médicale ci-dessus cités, après avoir soigneusement observé les effets résultant de la privation des substances absolument nécessaires à l'entretien de la vie, et les avoir comparés à ceux propres aux autres causes de débilité, en déduisit l'abexcitation, et la regarda comme entièrement différente de ces derniers. Dès-lors il fit d'elle, dans son cadre nosologique, une division de lésions pourvue d'un caractère spécial et identique, qu'il mit à la place de celle qui contenait toutes les débilités consécutives ou par sédation.

Enfin en élevant la tonicité au nombre des mouvemens primitifs de la vie, et la regardant d'après cela comme analogue à l'irritabilité, on composa de ses maladies une classe que l'on mit en parallèle avec celles de l'irritabilité.

Il n'appartient qu'au temps de juger ces dernières théories.

LETTRE IV.

De la vie.

L'histoire que nous venons de donner nous a mis à même de faire connaître des faits précieux, acquis au prix de vingt-deux siècles, et de dire quels furent ceux auxquels la première observation en est due. Mais présentés isolément comme nous l'avons fait, et dans la série chronologie de leur découverte, que sont-ils autre chose que des matériaux pour la physique de l'homme? Pour obtenir celle-ci, il ne s'agit plus d'en faire la simple énumération, il faut les reprendre et leur donner l'ordre qu'ils ont dans la nature, les systématiser enfin.

Mais ces faits se partageant entre ce qui est relatif à l'homme en santé et ce qui appartient à ses maladies, pour en élever le système entier, il serait nécessaire de faire l'histoire de l'homme dans tous ses états, et nous ne le pouvons dans un aussi petit cadre que celui que nous nous sommes imposé. Cependant il ne paraîtra peut-être pas hors de propos d'ajouter, à ce que nous venons de dire, quelques mots sur le système général de la vie, et d'y faire usage des principales connaissances acquises par les découvertes faites avant ce jour. Ce travail nous aidera à faire mieux comprendre ce que nous avons à dire sur les opinions et la direction des esprits dans la faculté dont nous nous proposons de parler. Quant à celles dont nous ne pourrons faire usage, elles resteront où nous les avons déposées pour servir de bases au jugement que nous avons à porter dans les branches de la science auxquelles elles appartiennent.

Rien n'est isolé dans la nature. Il n'y existe aucun fait indépendant, et conséquemment sans précédens, sans circonstances et sans dépendances ; c'est ce qui constitue son ordre ou son système. La théorie n'est que la reproduction de ces faits, tels qu'ils existent, et dans toute leur vérité. L'observateur a-t-il commis dans leur histoire une omission ou une erreur ? Ce n'est plus leur système qu'il décrit, mais une doctrine fallacieuse ; rejeter sur le système les reproches dus à cette doctrine, c'est accuser la vérité de toutes les fautes de l'erreur, c'est se tromper soi-même dans son jugement, et ce qui arrive à chaque instant quand on porte des plaintes si inconsidérées sur les systèmes, ou lorsqu'on n'en reconnaît pas l'utilité. Je ne veux pas m'arrêter à tout ce que cette manière de voir à de répréhensible, j'essaierai de le faire ailleurs, afin de n'apporter aucune interruption à ce que j'ai à dire ici.

Ainsi que tous les êtres de la nature, l'homme a aussi son ordre et ses rapports ; l'un est d'autant plus complexe, les autres d'autant plus nombreux que sa vie est plus étendue; la notion de son système doit donc embrasser ces deux points de vue. Si nous omettions l'un des deux, l'absence de celui que nous aurions négligé laisserait des vides qui se feraient sentir à chaque pas que nous ferions dans l'observation de l'homme. Commençons par celui qui contient l'histoire de ses rapports.

Deux classes d'êtres composent la nature, les uns sont inorganiques et les autres organisés. Les premiers, entièrement indépendans des autres, peuvent subsister sans leur concours. Il n'existerait même pas un seul être organisé sur la terre qu'elle n'en serait pas moins entièrement semblable à ce qu'elle est actuellement, seulement elle serait stérile et déserte, et ressemblerait sous ce rapport à plusieurs autres planètes, que nous ne croyons pas habitées.

Mais il n'en est pas de même des êtres organisés. Ceux-ci ne peuvent exister sans les autres. C'est d'eux qu'ils tirent tous leurs alimens, et les excitations diverses qui produisent leur vie. Soustrayez à un végétal l'hydrogène et le carbone, aux animaux et à plusieurs plantes ces deux substances et l'azote, ainsi que la base de plusieurs sels, les uns et les autres, sous une forme simple ou composée, et ces êtres organisés ne pourront plus s'alimenter. Privez-les d'air ou de l'oxigène et du calorique, ils cesseront d'avoir aucun mouvement, ils mourront. La seule absence de l'une ou de l'autre de ces deux dernières substances suffirait même pour empêcher un commencement de vie, puisque la nutrition elle-même a aussi besoin d'excitation pour s'accomplir. Ainsi donc, sans les unes et sans les autres point de vie.

De ce premier fait il résulte que l'existence des êtres organisés est un état contingent, conditionnel, entièrement dépendant de la présence des corps inorganiques, et réglé par eux. Sans alimens, et tous leurs élémens sont originairement minéraux, l'être organisé ne peut se former un corps ni le renouveler ou l'augmenter; sans oxigène ou calorique il ne se meut pas, sans les uns et les autres il ne subsiste pas.

Si, après avoir établi ce premier rapport de cause à effet entre les deux classes d'êtres naturels, nous recherchons ceux qui proviennent de leurs mouvemens, et de la révolution que la matière éprouve au dedans d'eux, nous voyons ressortir une multitude d'analogies trop délaissées jusqu'à ce moment, quelqu'utile que soit leur connaissance à celle de l'homme en particulier, et à la théorie de la nature en général.

Le minéral a une forme géométrique et regulière, il est vrai, mais elle lui est aussi propre que celle de l'homme appartient à ce dernier. Cette forme, il la compose de molécules choisies, non élaborées, mais cependant combinées et douées aussi, dans ce but, de mouvemens propres et pour leur combinaison et pour leur casement ultérieur. Cette combinaison et ce casement ont, comme on le sait, des lois qu'on a recueillies et font l'objet de deux sciences. D'après celles de la seconde, les molécules se placent exactement par leurs plus grands rapports, s'adaptent les unes aux autres, avec choix et régularité, dans des proportions de nombre et de décroissement propres à former des surfaces parfaitement planes, et des corps polyèdres. Tous ces faits n'annoncent-ils pas des mouvemens spontanés? L'être organisé n'est donc pas le seul qui en ait.

Est-ce la gravitation qui a présidé à leur production, qui a assemblé aussi régulièrement chaque molécule, qui a imposé une forme et l'a fait diversement dans chaque espèce minérale, elle toujours la même, qui procède toujours semblablement sur tous les corps sans distinction de nature, les rapproche sans choix, et en compose une masse amorphe, âpre dans toutes ses parties, hétérogène, un aggrégat enfin? Ou bien est-ce une force propre qui n'a d'action que sur les molécules? Oui, croyons à cette dernière.

Mais cette puissance de composition a aussi ses désordres et ses perturbations. Que des molécules, étrangères à un sel qui se forme, s'introduisent dans le champ où se meuvent ses véritables molécules, elles aussi ont leurs actions propres, et aussitôt il y aura désordre dans la direction et les résultats de ces dernières; la molécule intégrante et la forme du sel ne seront plus ce qu'elles devaient être. Que des circonstances d'une autre nature interviennent encore, il y aura un autre désordre. Il en naîtra une roche, un monstre, si on le compare à ces formes si belles et si régulières, qu'un état tranquille dans la puissance formatrice aurait produites.

Quel que soit l'état du corps composé, que ses molécules soient combinées ou simplement adhérentes, dès qu'elles forment une masse, elles y persistent, et, dans ce nouvel état, elles acquièrent d'autres mouvemens qui appartiennent à la masse. Elles ont passé dans le domaine exclusif de la gravitation, et obéissent à ses lois. Ce nouveau corps se rapproche des autres qui ont comme lui un certain volume, suit pour cela toutes espèces de directions, car la gravitation n'en a pas une seule, mais autant qu'il lui en faut pour réunir ceux qui s'entr'appelent, et partout il y a encore excitation réciproque.

Cependant d'autres corps viennent-ils s'interposer entr'eux, il en naît de nouvelles perturbations, véritables désordres, si on les considère relativement aux mouvemens des premiers corps, mais néanmoins effets naissant des mêmes lois qui dirigeaient ceux-ci et attestent encore davantage la puissance et la régularité de ces lois, puisqu'ils ne sont que des mouvemens composés. Ainsi donc ici le désordre n'est qu'un effet de l'ordre. Mais partout j'aperçois excitation et mouvement pour premiers agens de tous les événemens.

Si, après avoir poursuivi l'histoire de la matière dans son acte primitif et de composition, puis dans les événemens propres aux corps qui en résultent, je recherchais son mode d'existence dans les grands corps planétaires, alors je la verrais non-seulement circuler comme un corps organisé et détaché de la terre, céder comme les petites masses à la gravitation, mais encore exécuter un mouvement de rotation sur elle-même, tout aussi primitif et distinct que celui de gravitation, car quelque effort que l'on ait fait pour rattacher ce mouvement à la gravitation en le regardant comme le résultat de causes qui agissent hors de l'axe, je ne vois rien qui puisse confirmer cette opinion; il n'y a en effet hors de chaque planète aucune cause qui agisse seulement dans un des points éloignés de son centre sans agir en même temps sur ce centre, et ce mouvement est indépendant de toute influence provenant du soleil et des autres planètes. D'ailleurs quelles sont les puissances qui déterminent la rotation du soleil? Les eût-on trouvées, qu'elles sont celles encore qui, s'opposant aux effets centripètes de la gravitation, impriment à chaque planète cet autre mouvement d'impulsion d'où naît l'effort centrifuge entre lesquels se balancent ceux de circulation? Car cette impulsion est primitive relativement aux mouvemens orbitaires d'où procède ce dernier (*).

Ainsi donc partout j'aperçois dans les corps de la nature des forces vives préexistantes à ces corps et à leur matière, et qui déterminent tous leurs mouvemens moléculaires et généraux. Je ne veux point rechercher l'origine de ces forces, parce que ce travail est inutile à mon objet. Mais partout aussi je vois l'exercice de ces forces être régulier, quand elles ne commandent qu'un seul effet, et produire des perturbations lorsque celles de plusieurs corps agissent ensemble sur un seul. Les perturbations planétaires sont trop connues pour que j'en parle.

Après avoir étudié le mode d'existence des corps inorganiques, faisons les mêmes recherches pour celui des corps organisés, et de l'homme en particulier, et tâchons d'en découvrir les lois. Leur connaissance a encore pour nous une utilité plus directe.

Le corps organisé a, comme le corps inorganique, une forme générale qui lui est propre. Cette forme n'est en eux deux que la limite de la quantité de matière qui leur est nécessaire pour être. Celle de l'être organisé n'est pas géométrique, et ne sé constitue pas sur place avec des molécules

(*). Ce serait une grande erreur que de croire que tout sur la terre est soumis à la gravitation, même chez les minéraux. Il est un trop grand nombre de faits qui attestent le contraire. L'électricité n'a rien de commun avec elle. Le calorique et la lumière rayonnent dans toutes sortes de directions le plus souvent opposées à celles de la gravitation. Dans les êtres organisés, hors la tendance de leur masse générale, il n'est plus rien qui y soit soumis. Il ne faut donc point s'étonner que la composition des corps minéraux, leur cristallisation, la rotation des corps planétaires, et tant d'autres actions aient leurs lois particulières.

qui s'y trouvent. Elle est reçue d'une souche antérieure, de la division de laquelle est provenu un être qui sera semblable à elle, et a dans ce but emporté avec lui toutes les facultés qui appartiennent à la souche au dedans de laquelle il était renfermé en un état rudimentaire (*).

La matière, dont il se compose, quoique résultant de molécules empruntées aux minéraux, forme en lui des combinaisons particulières, souvent opposées à celles de ces derniers corps. Aussi, dès que la vie cesse de les retenir dans cet état, elles se disgrègent, et rendues à leurs premières lois, elles forment de rechef des susbtances minérales. Si celles-ci résultaient d'une combinaison opérée

(*). Si l'on voulait suivre cette idée dans ses faits antérieurs aux êtres existant actuellement, on arriverait nécessairement à une souche primitive. Si l'on se demandait ensuite dans quel état devait être cette souche, lorsqu'elle apparut sur la terre, certes on ne pourrait pas dire qu'elle était naissante, et conséquemment faible et impuissante, puisqu'il lui fallait pourvoir a son existence, chercher ses alimens, se défendre contre la multitude des dangers de toute espèce que lui présentaient les variations des élémens, les animaux carnassiers, alors nombreux et beaucoup plus forts qu'elle, et il faudrait reconnaître encore qu'un individu de chaque sexe existait. Voudrait-on encore pousser ces questious plus loin, et savoir quand cette souche a pu paraître? La géologie y reprend amplement.

Si, après être remonté à une première souche, et avoir démontré qu'elle a commencé à paraître dans un temps donné, on se demande quelle fut son origine, de deux choses l'une, ou il faut croire qu'elle est le résultat d'une génération spontanée, ou admettre une cause ou une puissance dont elle procède. La théorie des générations spontanées est trop dépourvue de faits pour y recourir. Quelle est donc l'autre cause? Dieu, ou cette cause, c'est la même chose. Dieu d'ailleurs est une cause physique tout aussi démontrable que la gravitation, l'affinité chimique ou une autre force. Si on ne l'a pas fait convenablement, c'est qu'on n'en a pas été chercher les preuves dans les grands actes de la nature. On objectera peut-être que la gravitation et l'affinité ne sout pas des forces réelles, mais la généralisation de faits analogues sur place entre des molécules voisines et affines, qui, après cette première opération, en accomplissaient sur-le-champ une autre à laquelle était due la forme générale; c'est sous l'influence d'autres lois que les corps organisés reçoivent la leur. Pour celle-ci, il n'y a plus rien d'accordé à aucune des forces de la matière minérale. En entrant dans le domaine de ces derniers êtres, les molécules obéissent à d'autres puissances, et reçoivent d'autres résultats. Arrachées d'abord par leurs organes extérieurs aux corps environnans, elles sont ensuite assemblées par eux en fluides, mélangées, divisées, charriées, déposées dans tous les

d'un corps qui gravite, d'une molécule qui se combine avec une autre. Autant on peut en dire de Dieu, car ce mot n'est que l'expression de créations ou de formations analogues à toutes celles chimiques mais supérieures. Mais comme on voit la matière subir des transformations diverses selon qu'elle est soumise à l'une ou à l'autre des circonstances que l'on a appelées affinité, gravitation, puissance vitale, il faut donc penser qu'elle est inerte par elle-même, et qu'elle ne fait qu'obéir à des puissances réelles, dont le nom pour nous n'est que l'expression du fait et non de la cause, que nous ne pouvons connaître que par lui.

Quant à l'inertie réelle de la matière, on ne peut en prendre une connaissance plus certaine qu'en recherchant ce que sont ses prétendus attributs. La forme n'est que la limite de ses molécules, sa consistance l'effet de leur affinité réciproque, sa couleur et sa température le résultat de l'action de deux corps impondérables sur elles, et sa pésanteur celui de la gravitation; je ne parle point de sa saveur et d'autres qualités semblables, qui n'indiquent que des effets ressentis par l'animal. Tous ces attributs sont excessivement variables, conséquemment annoncent qu'ils sont étrangers à la matière, et qu'ils ne sont en elle qu'un produit d'autres causes, seules réelles, puisque ces effets leur appartiennent. De tous ses attributs, il n'en est qu'un seul qui paraisse lui appartenir réellement, le volume ou l'espace qu'elle tient, attribut passif, inerte par lui-même, et qui la met sous la dépendance de toutes les puissances actives ou communiquées. Après cette énumération, je laisse les esprits réfléchir sur ce qui en est le sujet.

points de l'économie, et fixées là par un acte entièrement vital.

Dans la plante, ce sont les pores de l'écorce et des racines qui se chargent de l'introduction ; dans les animaux ce sont ceux des pupilles cellulaires du canal alimentaire, et du tissu muqueux également cellulaire du poumon qui l'exécutent. En tous c'est le même tissu, à moins que l'être dans lequel cet acte a lieu soit embryonnaire, et, comme tel, reçoive de sa mère des fluides tout formés par elle. Mais encore, dans ce premier état de tous les être organisés, ils ne sont qu'un groupe de quelques cellules abreuvées de sucs, qui augmentent successivement de nombre, et ne possèdent que deux mouvemens, l'un nutritif pour se composer, et l'autre oscillatoire ou progressif pour le transport des matériaux employés par le premier. Dans cette petite masse, il n'y a encore aucun organe réel, tout est similaire.

C'est dans ces quelques cellules, augmentées de nombre par une véritable végétation, que toutes les autres parties prennent naissance et se développent nourries par lui, ou plutôt celles-ci n'en sont que des localités ou des extensions qui s'encroûtent de substances particulières, et prennent une disposition et une forme spéciale, propres à leur faire exécuter des actes également spéciaux, car ces parties se résolvent toutes en tissu cellulaire, et reçoivent de lui la vie et les matériaux de leur composition, comme cela est si évident dans le travail du cal qui a lieu pour la reconsolidation d'un os fracturé. Dans ce cas en effet n'est-ce pas ce tissu qui surgit des extrémités des os, se remplit, ainsi que tout celui des environs, du fluide réparateur, et le cède ensuite à la nouvelle partie qui se forme ?

De même que dans l'ordre minéral la matière, disposée en une masse, acquiert de nouveaux mouvemens, de même, dans l'ordre organique, la matière, en devenant tissu et organe, reçoit de nouvelles fonctions. Delà, dans chacun d'eux, les actes fonctionnels ou généraux, si distincts des actes nutritifs, auxquels ils doivent leurs élémens et leur volume.

Mais de quelque nature que soient ces nouveaux mouvemens, ils n'ont aucune relation directe avec ceux de composition ou de nutrition de l'organe où ils se trouvent. La contraction générale du cœur ou d'un autre muscle, la sécrétion de la bile, la sensibilité de tel ou de tel autre organe ne concourent en rien aux opérations qui s'accomplissent au-dedans d'eux. Ce n'est pas pour lui que le cœur donne une impulsion au sang, ou le muscle à un os, et ainsi de tous les autres actes fonctionnels, mais pour un usage général, dont ils profitent ainsi que toutes les parties du corps.

C'est avec le secours de ces nouvelles parties que l'existence organique, d'abord plante dans sa structure et ses actes les plus simples, prend successivement un développement qui la fait passer par tous les échelons de la série animale pour arriver à l'homme, et pourrait, sous le commandement de celui qui a ordonné toutes ces modifications de la matière, recevoir de nouveaux accroissemens qui en feraient plus qu'un homme. Ainsi nous-mêmes, en ajoutant de nouveaux systèmes de mouvemens à nos machines, nous en obtenons des effets plus compliqués.

Mais je m'arrête ici un instant pour donner à mes expressions une explication sans laquelle elles pourraient peut-être être mal comprises. En rappelant les modifications diverses que la matière prend, je n'entends nullement parler du travestissement que certains auteurs disent que les êtres subissent, et du changement qu'éprouvent les espèces les unes dans les autres, car le type de chacune d'elles est définitivement arrêté pour tout le temps qu'il a été accordé à leur souche d'exister, de manière à ne pouvoir plus subir aucune augmentation ni aucune diminution, et l'on n'a jamais vu une huître devenir homme, pas plus que l'homme devenir huître. Ma seule intention était de parler de la gradation dans laquelle se classent les espèces organiques, et avec elle des formes et des mouvemens de la matière, fait existant et reconnu en histoire naturelle.

Quel que soit le nombre de ces parties, elles se groupent entr'elles pour exécuter ensemble une portion des actes dont l'individu est chargé, et se rangent dans quatre grands appareils distincts par la nature de leurs organes, l'espèce de leurs mouvemens, le mécanisme auquel elles sont soumises, et le résultat qui en provient.

L'un, accomplissant tous les actes nutritifs, se renferme exclusivement dans le tissu cellulaire pourvu, dans cette intention, de formes très-variées, et toujours abreuvé de sucs particuliers. C'est ce dont ne pourra douter celui qui a suivi avec attention toutes les circonstances de la reproduction d'un organe divisé. Dans la formation du cal c'est le tissu cellulaire qui s'élève des extrémités divisées, forme des bourgeons ou des corps mous, pourvus d'un grand nombre de vaisseaux dépositaires du sang, lesquels se rapprochent les uns des autrss, et finissent par se souder ensemble. Ces bourgeons, comme on le sait, sont évidens dans les fractures accompagnées de suppuration : ce qui devrait nous faire présumer qu'il en est de même dans celles où il n'y a point de suppuration , car la nature n'emploie jamais plusieurs procédés à l'accomplissement d'un même fait. Si dans ces dernières on n'a pas cru voir des bourgeons, c'est qu'on a refusé de prendre pour une extension du tissu cellulaire des prolongemens pulpeux, qui ne sont certainement que des fluides contenus dans une trame quelconque ; *conséquemment hors des voies sanguines* , sans laquelle ils seraient diffluens, et des capillaires ramifiés et nombreux qui ne sont encore , comme nous le démontrerons plus tard, que du tissu cellulaire tubulé et sanguin. Pendant que l'intervalle entre les deux bouts des os se remplit, on voit le tissu cellulaire environnant se gorger de fluides qui changent de nature selon l'époque de la fracture, deviennent gélatineux, puis osseux, et formant ainsi un réservoir de sucs destinés à réparer le vide de la plaie, dont la partie excédante disparaîtra pour faire place aux fluides ordinaires, dès que le travail du cal sera entièrement terminé. Dans quel autre but, que celui de la nutrition, le tissu cellulaire se remplit-il ainsi de substances abondantes et de nature variable selon les progrès de la reproduction de l'os ?

Je ne doute nullement que si l'on s'était appliqué à observer la cicatrisation d'une plaie musculaire ou autre , on n'eût vu un travail semblable. D'ailleurs on sait que c'est principalement sur les fluides du tissu cellulaire que porte l'émaciation qui résulte des longues abstinences.

L'autre appareil , ou celui de relation interne , comme premier accessoire de l'appareil nutritif, se compose d'organes fibreux, disposés en tubes ou réservoirs, et dirigés par des nerfs insensibles et involontaires. Ce sont les portions actives des canaux alimentaires et aériens, des vaisseaux et des canaux excrétoires. Avec eux l'animal peut amasser et conserver au-dedans de lui une certaine quantité d'alimens. La respiration, accomplie dans la cuticule extérieure des végétaux, se retire comme l'inhalation alimentaire dans un organe intérieur, et reçoit de ces canaux un moyen de communication avec l'air extérieur ; les vaisseaux mettent en rapport l'estomac et le poumon, pour l'oxigénation des produits du premier organe, qu'ils portent aussitôt après cet acte aux autres organes dépurateurs pour le débarrasser des substances inutiles, et enfin au tissu cellulaire pour en faire l'emploi. Mais dans l'accomplissement de ce travail, on ne voit partout que des actes auxiliaires, propres à établir des relations par le moyen d'organes intermédiaires à toutes les fonctions qu'ils desservent, car nulle part ces actes ne remplissent eux-mêmes aucune des fonctions nutritives, ce dont ils seraient d'ailleurs incapables, puisque leurs organes, renfermés partout entre deux tuniques cellulaires, l'une externe et l'autre interne, ne se trouvent jamais en contact avec quelque fluide que ce soit. Ainsi donc leur unique fonction est de fournir de grands mouvemens au tissu cellulaire, toutes les fois qu'il contient de grandes masses de fluides qu'il serait incapable seul de faire circuler.

Avec le secours de ce second appareil l'être organisé le plus simple devient un animal rudimentaire, souvent attaché d'une manière fixe au sol comme la plante. S'il se recouvre d'un appareil translatif, et de sens propres à lui faire distinguer dans les corps étrangers tous leurs attributs étrangers, il pourra se transporter dans l'espace, éviter les obstacles ou les dangers, et faire, parmi les corps qui se présentent à lui, le choix nécessité par ses besoins. Voilà l'animal complet, ou l'homme dépourvu accidentellement de ses actes intellectuels, l'idiot enfin.

A cette composition s'ajoute, dans ce dernier être, tout ce qui appartient à l'intellect, dont les organes sont dans l'encéphale.

La part de chacun de ces appareils est aussi facile à faire dans la maladie que dans la santé. L'intellect peut être annulé chez l'homme, sans que le reste de son économie en souffre. L'idiot est un animal inférieur à forme humaine ; si la suspension des actes de l'intellect entraîne bien souvent celle des instincts, il est un grand nombre de sujets chez lesquels ces instincts subsistent avec la même force que chez l'homme parfaitement sain, et avec la même abnégation de pudeur que chez l'animal.

Chez le cataleptique, il n'existe plus aucune des opérations intellectuelles et instinctives, sans qu'aucune de celles de l'animal-plante en éprouve un détriment, et cet état peut persister des mois entiers. Tel a été le cas du militaire, rapporté par M. Sarlandière dans le bulletin de la Société médicale d'émulation de 1816.

Enfin quand l'homme meurt, tous ses organes de l'appareil ganglionaire ou de relation interne, tombent dans l'inaction ainsi que ceux appartenant aux deux appareils supérieurs, et cependant ses actes nutritifs continuent encore à s'exécuter pendant un temps qui peut quelquefois persister plusieurs jours, comme on l'a vu dans des cas de

léthargie prolongés ; il n'y a plus alors ni pouls ni respiration , ni aucun autre acte fonctionnel quelconque. Pendant
ce temps tous les organes végètent et se nourrissent comme
le prouve l'élongation des poils et des ongles.

Il y a donc eu erreur chez ceux qui ont réuni sous un
même titre et ont également regardé comme nutritifs les
actes du tissu cellulaire et ceux des organes fibroso-ganglion-
naires, et une plus grande encore de la part de ceux qui
ont soumis ces deux appareils aux nerfs ganglionnaires ;
aucun nerf de cette espèce n'entre dans le tissu cellulaire, à
moins que ce ne soient ceux qui accompagnent les vaisseaux.

De ces quatre systèmes de rouages deux sont constamment en exercice , ce sont le végétatif et le ganglionnaire.
Chez eux il n'y a aucun repos, aucun intervalle dans l'action. Ils travaillent constamment, parce que l'homme et
l'animal se nourrissent sans cesse aussi. Deux autres sont
intermittens, l'instinctif et l'intellectuel. Le premier ne
s'éveille qu'à la demande des besoins ou des sentimens divers de l'animal ; si le second se prête souvent aux exigences des autres , quand il le veut il n'obéit plus qu'à ses
propres ordres , et sommeille souvent aussi.

Toutes les fonctions appartenant à ces appareils s'enchaînent d'abord d'une manière spéciale dans chacun
d'eux, puis d'une manière générale qui comprend dans le
même ensemble toutes celles des quatre appareils. Nous
allons dire quelques mots de ces divers mécanismes, dont
la connaissance est si utile dans l'examen de l'homme sain
et malade, et appeler ainsi l'attention sur un sujet aban-
donné au plus grand oubli dans les traités de physiologie
sortis de la faculté de Paris.

Chaque appareil a pour ses fonctions un ordre particulier. On ne connaît pas bien la marche des fluides ni les autres actes du tissu cellulaire. On a bien su nous décrire toutes les particularités de la contraction d'un muscle, ou de la sécrétion d'une glande, mais on n'a pas daigné s'occuper le moins du monde d'un organe, répandu dans toutes les parties du corps, rempli de fluides qui y circulent *hors de toute influence des vaisseaux sanguins*, et qui y sont déposés pour une multitude de besoins, et entr'autres celui de la nutrition. Tout ce que l'on sait c'est qu'il est le siége d'une circulation spéciale qui se dirige vers les vaisseaux sanguins, et qui est accompagnée d'un courant dans un autre sens, sans lequel ne pourrait se faire l'excrétion abondante dont ce tissu fournit les matériaux lorsqu'il est divisé.

L'appareil ganglionnaire (*) est soumis à un autre mécanisme qui ne consiste plus en un transport ou une élaboration de fluides, mais en une communication insensible de mouvemens principalement établie entre les extrémités de ses organes. C'est ce que l'on a appelé *sympathies*.

Dans les organes de l'appareil de relations extérieures, tout se passe dans une série nécessitée par la nature de

(*) On pense bien que nous n'entendons pas par ce mot le système prétendu ganglionnaire auquel M. Virey a soumis tous les animaux inférieurs, et qui n'a de commun avec le véritable que d'offrir quelques renflemens de distance en distance, puisque ce système comprend tous les mouvemens sentis et volontaires de ces animaux. Les animaux ganglionnaires de M. Virey ne diffèrent réellement en rien, sous ce rapport, de tous les autres.

leurs fonctions, laquelle commence aux sentimens divers, et se termine par les grands mouvemens musculaires, sans retour de ceux-ci aux sentimens.

Enfin, pour le dernier il est aussi un ordre spécial qui commence à la perception, actuellement fournie par les circonstances présentes ou mémoratives de faits antérieurs, passe ensuite à la combinaison ou à la division des idées procurées par la perception, (*synthèse et analyse*) avec jugement et raisonnement, ou autrement décision, le tout contrôlé par le sens commun ou la raison.

Si nous considérons le jeu de ces appareils dans leur ensemble, il en naîtra d'autres considérations de la plus haute importance tant pour le physiologiste que pour le pathologiste et le praticien.

Ce jeu est double : l'un, uniquement sérial, commence aux actes que l'animal exécute pour la recherche et la préhension de ses alimens, et se termine à l'emploi de ceux-ci au dedans de ses organes. Dans cet ordre, on voit les organes de l'appareil translatif procéder aux premières opérations par ses mouvemens généraux, soumettre les corps qu'il a saisis et broyés aux bouches inhalantes du canal alimentaire, lesquelles les livrent à la circulation qui elle-même les transporte, après diverses élaborations successives, à l'appareil nutritif qui en fait lui-même l'emploi.

Cet ordre est le seul que les physiologistes ci-dessus mentionnés aient connu, et dont ils aient fait usage dans leurs traités de physiologie, mais sans s'arrêter à aucune des considérations attachées à son importance. De cet oubli sont nées l'indifférence des médecins de cette faculté pour les maladies si nombreuses qui y ont leur source et leur explication , ainsi que les lacunes multipliées que présen-tent leurs nosologies. Nous allons en constater ici quelques-unes.

Par suite de cette succession des fonctions si l'organe , qui est chargé d'en accomplir une, vient à éprouver une altération dans ses mouvemens ou même dans sa texture , sa forme ou son volume, dès-lors toutes les autres fonctions subséquentes! en souffrent dans une proportion égale , parce que la série se trouve compromise. Est-ce le cœur qui est surpris par une syncope ? Tout s'arrête par le défaut de sang. Est-ce une artère , dont l'une des membranes est gonflée par suite de sa maladie? Selon qu'elle forme un plus ou moins grand obstacle à la circulation , il y a atrophie et gangrène ; ainsi du poumon , du larynx et de tous les autres organes.

Tous les praticiens connaissent ces faits , et cependant lors du célèbre concours qui fut ouvert en France à l'occasion du croup , quel usage en fit-on? Cette maladie est une inflammation d'une des parties du canal aérien. Comme inflammation , elle offre peu de dangers , mais placée dans un canal étroit , elle peut en diminuer l'air et être la cause des plus grands dangers ; cependant, quelle fut l'opinion des juges ? Que ce danger résidait dans le spasme , et à peine s'il fut question de l'asphyxie. Un médecin de cette époque, M. Ruette , fit alors retentir tous les échos de l'asphyxie ; on n'en tint qu'un compte tardif , et cependant on connaissait les effets de l'asphyxie, ainsi que ceux de la ligature des artères , mais la théorie de la succession des fonctions n'était encore rien moins qu'établie d'une manière générale. Ce fut peu de temps après que l'auteur de la matière médicale ci-dessus citée, ayant présenté à une des sociétés médicales un mémoire sur ce sujet, n'obtint d'elle qu'un refus dédaigneux. Les progrès sont lents et difficiles dans cette faculté ; enfin l'un d'eux, auteur d'un traité de physiologie, M. Adelon, se décida à en déposer quelques mots dans un dictionnaire, et Broussais dans son cours de pathologie, à lui accorder une influence sur un petit nombre de maladies. On peut consulter à cet égard le tableau nosologique inséré dans les Elémens de matière médicale, dont nous avons parlé ; Paris 1840, chez Ebrard, et y voir le développement qui a été donné à ce genre de causes.

Mais il est un autre ordre non moins important, qui s'accomplit dans une direction opposée, et des dernières fonctions mentionnées dans la série supérieure, c'est-à-dire, des fonctions assimilatrices à celles même de l'intellect. Dans ce nouvel état de choses tout va être renversé, et éprouver une marche différente.

Tout être vivant, on le sait, se nourrit et emploie ses facultés au besoin qui en naît, besoin impératif, et auquel tout cède dans l'être organisé. C'est pour se procurer les moyens de le nourrir ou les jouissances qui y sont attachées qu'il met en œuvre ce qui est à sa disposition. Ce besoin est-il repu ? Tout est tranquille dans l'animal ou exerce des actes modérés. Est-il au contraire dans un état abstême, les organes éprouvent-ils des vides et des besoins de réparation ? Cet état se réfléchit aussitôt sur les principaux organes de l'appareil immédiatement supérieur, ou de relation interne ; l'estomac souffre (*), le cœur bat faible-

(*) Le besoin ne fait pas proprement partie des actes de l'appareil ganglionnaire. Comme sentiment il est un des prement, la respiration est haletante, et les sécrétions rares et en petite quantité. La nutrition en pénurie demande du secours à tous les autres actes voisins de sa circonscription.

A l'occasion de cette souffrance générale l'appareil trans-latif s'agite, l'animal se met en quête afin de se procurer les moyens d'alimentation, et alors se prononcent tous ces actes appropriés aux appétits et à l'organisation de chacun d'eux. Le besoin de se nourrir est donc ici le res-sort primitif, et donne le branle à tout. Il en est de même pour toutes les déterminations spontanées de l'animal et ses instincts divers, pour toutes ces angoisses qu'il éprouve à l'occasion d'une privation considérable dans les voies nutritives; pour tous les efforts qu'il fait afin de se procu-rer l'air qui lui manque, et les convulsions de celui qui perd son sang; rien n'est méconnu de tout cela, hors le mécanisme et sa théorie.

Cet ordre de choses, comme on le voit, offre des con-sidérations d'une importance majeure, du domaine exclusif de la physiologie, puisqu'elle seule est appelée à donner la solution des faits dont nous venons d'offrir le tableau. C'est donc encore elle qui a le droit de revendiquer la philosophie morale, comme elle a celui de s'emparer de

miers actes instinctifs. Ce n'est de leur part que la perception de l'état introduit dans l'estomac par les évocations du vide existant dans les voies nutritives. C'est ainsi qu'il faut aussi considérer la douleur de toutes les inflammations. Si la relation entre l'appareil ganglionnaire et celui instinctif est rompue, il n'y a plus ni besoin ni douleur, sans cependant que l'inflam-mation ou le besoin de réparation cesse d'avoir lieu : ce qui survient après la section des nerfs rachidiens.

l'idéologie, et de toutes les hautes sciences dont l'homme est le sujet. Mais hélas! que de lacunes sous ce rapport et sous tant d'autres dans les physiologies de la faculté de Paris! Il n'en est même pas une seule où on les ait présumées. On ne trouve en elles qu'une simple description sériale de fonctions, et rien autre chose.

De tous ces faits si divers dans leur nature et leur mécanisme, soumis aussi à des lois différentes, que peut-on conclure? Continuera-t-on à penser, comme les anciens, ignorans de tout, et quelques modernes entêtés, qu'ils sont le produit d'un principe général, partout identique et autocrate? Mais pourquoi cette diversité dans les principes élémentaires des organes, dans leur structure, leurs fonctions et leurs élections? Pourquoi ces mécanismes, différens des sympathies entre quelques organes et point entre d'autres, leurs maladies locales et leurs médications diverses? Pourquoi ces affections si circonscrites qu'elles peuvent n'occuper qu'une seule cellule (*pustule*) sans atteindre celle qui est voisine? Pourquoi ces autres maladies plus étendues qui embrassent tout un appareil sans blesser les autres (*fièvres, catalepsie, idiotisme*)? Mais ces distinctions entre chaque organe et chaque appareil, mais ces liens qui relient toutes et chaque partie à sa catégorie, et ceux qui rattachent les appareils eux-mêmes les uns aux autres, tout cela est donc le produit d'un principe général, tel que quelques amateurs de fictions se sont plus à l'imaginer? Qui ne pense au contraire qu'il n'est pas un seul de ces faits qui ne soit suffisant, aux yeux de toute personne pensante, pour plonger cette doctrine dans les ténèbres de l'erreur? N'en fit-on procéder que cette seule opinion de maladies locales et de maladies générales se trouvant ensemble réunies dans le même principe général, elle suffirait pour la couvrir de ridicule, et découvrir le peu de logique qui a servi à la fonder? Car aucun autre que Van-Helmont n'a cru à des archées investis d'une puissance féodale, et comme tels capables de résistance à l'ordre de leur suzerain.

Aucun médecin ne sentit aussi fortement cet embarras que Brown, et n'en exprima sa pensée d'une manière aussi ingénue. Pressé de prononcer sur ce sujet dont il avait accepté les vices avec son incitabilité générale, il créa pour les maladies générales une diathèse qu'il refusait à celles qui sont locales. Brown était une homme de génie, enfumé par les erreurs de son temps, et qui en sentait l'existence sans pouvoir s'en rendre compte ; mais les autres médecins de son temps, et ceux qui lui ont succédé, ne se sont pas donné la peine de réfléchir. Ils ont agi et écrit sans penser.

Avouons-le donc, rien n'est général et identique dans l'économie que le tissu cellulaire, ses actes et ses maladies, et c'est apparemment ce qu'avaient aperçu à travers des fumées épaisses, ces célèbres pneumatistes antiques lorsqu'ils nous disaient que « la nature de toutes les maladies est la même, mais le siége différent » (*des vents*). Une similitude semblable dans les maladies ne peut à coup sûr provenir que d'une autre semblable dans les actes de l'organe dont elles sont la lésion.

Ainsi amenés, et par la série des faits, à ce qui a rapport aux maladies, après avoir traité de leur circonscription, nous ne pouvons échapper à la nécessité de dire un mot de leur résidence et de leur nature, car l'un et l'autre cas sont également du domaine de la vie. Occupons-nous d'abord de leur résidence.

Avant de traiter ce sujet, j'annonce que je regarde comme positif que la maladie, étant une lésoin de la vie, et celle-ci consistant en un mouvement, la maladie doit avoir la même résidence et la même nature que la vie. Je ne puis me faire une idée de toute autre définition qu'on aurait pu lui donner, et encore moins de ce qu'ont pu en penser ceux qui, n'en ayant donné aucune, raisonnent cependant sur son compte sans cette base. Cela fixé, il ne s'agit plus que de rechercher quels sont les mouvemens de l'animal, et ceux surtout dans lesquels est essentiellement la vie.

En considérant les mouvemens de l'animal, et dans ce qu'ils exécutent, et dans le lieu où ils s'accomplissent, on en aperçoit chez eux deux genres bien distincts. Les uns sont ceux fonctionnels à l'accomplissement desquels tout l'organe ou au moins une grande partie est employée, et les autres sont les intestins, ou essentiels, immédiatement nécessaires à l'acte nutritif. Ces deux genres de mouvement sont-ils également la résidence de la vie et des maladies, ou n'y en a-t-il qu'un des deux? C'est ce qu'il nous faut rechercher pour la solution de notre sujet.

Le nombre des actes fonctionnels est fort limité dans l'animal. On n'en aperçoit que dans les muscles, les nerfs, les vaisseaux, les glandes, et leurs canaux. Les premiers se contractent, et les autres ont une circulation active. On ne peut regarder comme tels tout ces états passifs des os, du système Desmeux, des cartilages, des membranes superficielles de la peau, et des poils formant des supports, des leviers, des funicules, des moyens de contention ou de protection ; ces actes ne sont pas non plus de tous les temps dans la vie de l'animal, car ils n'existent pas dans l'embryon ; un grand nombre d'entr'eux sont inactifs dans le fœtus, quoique les organes, qui doivent les produire après la naissance, jouissent de tous les actes de la vie. Plusieurs même sont intermittens chez l'homme né, tels que les sensibilités diverses, les contractions musculaires et les actes de l'instinct et de l'intellect. Ajoutons à cela que les actes fonctionnels diffèrent tous les uns des autres, quoique la vie soit une, identique et incessante dans toutes les parties de l'économie, et la maladie également similaire et continue comme elle ; enfin qu'aucun de ces actes n'a de relation prochaine ni avec ceux essentiels et immédiats de la vie en général ni même avec la vie de leur propre organe. Ainsi ce n'est point pour lui que le muscle se contracte, que le foie secrète de la bile ; mais pour des usages ultérieurs auxquels ils participeront, il est vrai, mais lorsque les fluides qu'ils concourent à former ou à élaborer auront reçu le tribut de toutes les fonctions, et avec lui leurs dernières qualités. Le sang, qui circule dans le cœur, ne nourrit point non plus cet organe ; il est trop hétérogène, et trop impur pour cela. La bile ne nourrit pas davantage le foie ; l'air le poumon ; et les fèces ou les urines leur organe respectif. Tous ces actes d'ailleurs sont extérieurs à chaque partie qui les contient et la vie réside dans les mouvemens les plus intestins.

D'après ce que nous venons de dire, toute lésion ou même l'abolition d'un acte fonctionnel n'aurait donc pour résultat que de pervertir ou d'annuler des opérations accessoirement utiles à la vie, sans atteindre directement celle-ci, ainsi que nous l'avons vu dans le tableau où nous avons présenté les résultats de la cessation des actes fonctionnels de chaque appareil. Dans l'idiot l'appareil intellectuel est-il mort, parce qu'il n'exerce plus d'acte fonctionnel? Non, il n'y a qu'absence de ces actes extérieurs. Détruisez la vue ou toute autre sensation chez un animal, annulez même le sentiment, vous n'abolissez que des actes nécessaires à l'animal pour se diriger au milieu du monde extérieur, et reconnaître ses alimens. Mais que, dans cet état, un autre animal vienne suppléer à ses facultés absentes par le secours de ses sens, et un tribut journalier d'alimens, il ne souffrira quoique ce soit de la perte qu'il a faite. Dans un anévrisme qui altère ou suspend la circulation, qu'elle est la maladie réelle? Est-ce le vice et le défaut des mouvemens du vaisseau ou bien plutôt la lésion organique de ses tuniques, la mutation opérée dans leurs élémens, leur densité et leur volume, c'est-à-dire, dans les actes intestins de cet organe, dont la lésion a donné lieu à tous les autres accidens que nous venons d'énumérer, et par suite à ceux de l'acte fonctionnel? Si l'on avait donc à classer dans une nosologie bien ordonnée l'anévrisme, on se donnerait de garde, je pense, d'en faire une lésion de la circulation, comme on l'a fait de tant d'autres maladies, mais bien une affection de l'un des actes primitifs de la vie du vaisseau.

Ce que nous venons de dire de l'anévrisme s'applique sans aucune exception à toutes les autres maladies dans lesquelles il y a un acte fonctionnel altéré, lors toutefois que cette lésion n'est pas le résultat d'une difformité physique. Ainsi, dans le ptyalisme on a été interroger l'état de la bouche et des glandes salivaires, et, considérant uniquement ce ptyalisme comme un symptôme ou un effet de la stomatite ou de l'adénite salivaire, on n'a tenu compte que de l'une de ces deux maladies. Autant on en a pensé de tous les autres flux. Etait-il question d'une autre lésion fonctionnelle, on agissait à son égard comme on l'a fait ci-dessus. Dès-lors le délire était une inflammation de l'arachnoïde, les spasmes et les paralysies des lésions des nerfs qui commandent l'acte fonctionnel des muscles. Dans tous ces cas enfin la lésion de cet acte disparaissait devant celle des actes intestins. Pourquoi faut-il donc qu'il y ait encore des hémorrhagies, des épilepsies, des névroses, des loupes, des abcès, et que quelques auteurs cherchent à faire revenir en scène les fièvres ou les troubles de la circulation sanguine, et tant d'autres maladies tout aussi fantastiques? D'ailleurs si la maladie réside dans l'acte fonctionnel, ses variétés seront fixées d'après celles de cet acte, et nous n'aurons plus que des nosologies symptomatologiques avec leurs divisions par nature de fonctions, ou d'organes qui les fournissent, comme est celle d'Alibert. Mais dans cette méthode, on ne pourra disconvenir que chaque lésion fonctionnelle donne lieu au moins à deux divisions opposées qui consistent dans l'excès et la diminution de l'acte malade; de ces nosologies nous voilà donc tombés dans celle dichotomique fonctionnelle. Avec elles que fera-t-on des maladies des organes qui n'ont aucune fonction active, mais des usages passifs? Il faudra donc leur chercher une autre classification et même une autre théorie. Où sera-t-elle cette théorie et la classification qui lui appartiendra, pour les médecins qui rapportent les maladies aux actes fonctionnels, et pour ceux qui avouent ne pas savoir ce qu'elles sont? Que d'inconséquences!

Ce que je viens de dire des nosologies est entièrement applicable à toutes les matières médicales qui ne nous présentent que des médications, uniquement basées sur les produits des actes fonctionnels. Si ces nosologies et ces matières médicales doivent être pardonnées à Hippocrate et à ses successeurs, peuvent-elles l'être aux médecins de notre temps qui sont censés avoir de toutes autres connaissances physiologiques.

S'il est donc bien reconnu que les principaux actes de la vie et leurs maladies ne sont point dans ceux que l'on a appelés fonctionnels ; que ces derniers n'en produisent que des opérations accessoires, entées, dans chaque organe où il en existe, sur des actes d'une autre nature, ils nous faut donc rechercher quels sont ces actes d'où procèdent la vie et les maladies. Quels qu'ils soient, ils doivent être aussi intestins, et aussi profondément cachés que cette vie, dont nul phénomène ne paraît au-dehors, et ne se laisse apercevoir. Pour les trouver, recherchons-les, non dans l'homme né, puisque là ils sont joints à ces actes fonctionnels, dont nous venons de parler, mais dans l'embryon, qui ne possède encore qu'un fort petit nombre de ces actes.

Lorsque l'embryon commence à être, il consiste en un très-petit corps, dont tout est similaire, et les actes internes. Il ne s'est encore élevé aucun organe spécial, conséquemment il n'y a non plus aucun acte fonctionnel. Ses seuls mouvemens sont ceux du tissu cellulaire qui le forme en entier dans ce premier âge, et ce tissu n'a chez lui, comme partout ailleurs, que deux genres de mouvemens, celui nutritif ou d'assimilation, et celui progressif ou de circulation imbibitive, qui aspire et fait mouvoir les molécules qu'emploie l'assimilation. La vie et les maladies de l'embryon ne sont donc que l'exercice et la lésion de l'un ou de l'autre de ces deux actes, ou de ces deux actes à la fois. Quand les organes à actes fonctionnels s'élèveront dans le sein de ce tissu primitif, ils y surviendront seulement comme parties végétantes, ou qui se nourrissent, mais non comme organes fonctionnels, puisque leurs actes ne s'exercent pas, et que l'embryon ne se nourrit pas d'un sang préparé par lui, mais d'un sang qu'ont élaboré les organes fonctionnels de sa mère. L'embryon n'aura donc encore qu'une vie végétative, et ses maladies, quelles que soient d'ailleurs la nature des organes où elles résident, et l'espèce d'acte qu'ils accomplissent, ne seront toutes que des lésions de cette vie. Quand, après sa naissance, et l'entrée en exercice des actes fonctionnels, il aura des maladies, quelles différences présenteront-elles avec les précédentes? Rien autre chose que des symptômes fonctionnels de plus, appartenant à la lésion de ces nouveaux actes. Car tout le reste en elles, c'est-à-dire, leur siège, ou l'espèce d'actes primitivement lésés et leurs effets immédiats ne cesseront pas d'être les mêmes, or ce sont ces symptômes qui à cause de leur évidence ont caché la maladie aux yeux de tous les médécins.

Mais les mouvemens primitifs et essentiels de la vie étant, comme nous l'avons dit, de deux sortes, nutritifs et oscillatoires ou progressifs, deux genres de maladies y correspondront aussi. Aux unes appartiendront toutes les lésions qui atteignent les actes de la nutrition, aux autres toutes celles qui blessent la circulation intérieure ou imbibitive. Les premières se traduiront à nos yeux par les changemens survenus dans la texture des organes, tels que l'échange des élémens composans, les variations de densité, la décomposition ou l'ulcération, et la végétation ou accroissement de substance ainsi que par tous les autres accidens qui intéressent la nutrition. Aux secondes appartiendront tous ceux qui appartiendront au rhythme et au mouvement des organes. Ouvrez actuellement nos nosologies, réfléchissez sur leur nature, en mettant de côté toutes les explications de leurs auteurs, consultez aussi avec autant d'attention les recueils d'anatomie pathologique, et cherchez en elles des maladies d'une autre nature, vous n'en trouverez aucune.

Si je devais rassembler ici tout ce qui a rapport à ces deux actes primitifs de l'économie, ma lettre dépasserait les bornes que je me suis prescrites. Mais je ne laisserai pas ce sujet sans dire un mot d'une autre espèce de mouvement qui naît de la nutrition, lui survit, et accompagne sans cesse celui de progression.

Après que les molécules assimilables ont été disposées en tissus solides par l'acte nutritif, elles éprouvent de fréquens mouvemens de constriction et de relaxation, d'où proviennent toutes les variations que l'on aperçoit dans la densité de ses tissus. Un organe ferme doit cet état à un resserrement sur elles-mêmes des molécules qui le composent; aussi tient-il moins d'espace que celui qui est mou et lâche, c'est-à-dire, dont les molécules sont près de se disgréger. Si ces tissus sont conformés en alvéoles comme dans les mâchoires, en tubes ou en sacs comme dans les canaux et leurs réservoirs, en membranes comme celles de l'abdomen, en faisceaux comme dans les tendons et les ligamens, il en résulte d'après la forme qu'ils affectent divers phénomènes importans à connaître, et qui jouent, dans la santé et dans la maladie, un rôle auquel le médecin ne peut rester étranger. On sait ce qui arrive aux alvéoles dépourvues de leurs dents, aux vaisseaux et aux canaux qui se resserrent ou se relâchent dans une étendue plus ou moins grande, et les obstacles qui en surviennent pour la circulation et les déjections. Les dernières recherches sur les pieds-bots, le strabisme, et toutes les contractures ont assez fait connaître ce que l'on doit penser de ce mouvement si actif dans les tendons et les ligamens. Les resserremens de matrice, toutes les suppressions des autres vaisseaux ou réservoirs viennent encore ajouter de nombreuses preuves à l'existence de ce mouvement et à ses effets.

Quand l'organe a été immodérément contracté, son tissu, devenu dur, est d'autant moins apte à exercer les mouvemens oscillatoires dont il est doué. Un vaisseau reduit à un cordon n'a plus que de très-faibles mouvemens. Fait-on affluer au-dedans de lui des fluides qui le distendent doucement, il prend de l'amplitude, et la circulation s'y rétablit. Les astringens et les excitans produisent les mêmes effets. Les premiers font éprouver aux organes une constriction qui en rapproche les molécules, et gêne les mouvemens; les excitans, en les agitant, et y poussant des fluides, en rappellent l'activité, laquelle, si elle n'est pas excessive, pourra à son tour être diminuée ou suspendue par les astringens. Le froid et la chaleur, l'alun et les irritans donnent des exemples quotidiens de ces scènes.

Ainsi donc tous les organes sont la résidence de deux mouvemens qui se combinent pour effectuer les opérations dont ils sont chargés. Tant que l'homme est en santé, et que ses fonctions sont régulières, ces deux mouvemens tonique et oscillatoire, contenus dans de justes bornes, concourent également aux actes de chaque organe. L'un donne une suffisante consistance à des tissus où doivent s'exercer des mouvemens progressifs. La maladie survient-elle, aussitôt elle trouble l'état normal ou les rapports. Aucun organe ne peut donner une plus juste appréciation de leur état que le système vasculaire et son pouls. Ils repètent avec exactitude toutes les modifications qui surviennent dans ces deux mouvemens d'un organe dont la maladie est devenue fébrile.

On entend souvent dire que les maladies empruntent leur caractère du tempérament, et cela est vrai, car le tempérament n'est à proprement parler, comme le pensait Haller, que la modification existante dans l'état et les rapports des deux espèces de mouvemens dont il est question ici.

Toutes les matières médicales ont reproduit, dans leur diverses classes, ce qui appartient aux états que ces deux mouvemens peuvent recevoir de la part des substances extérieures, et ne sortent en rien de ce sujet. On connaît leurs toniques et leurs astringens des différens organes : voilà pour la tonicité ou mouvement constrictif. C'est aux mouvemens oscillatoires que sont adressés tous les excitans des divers degrés depuis les émolliens jusqu'au vésicatoire, lesquels, comme les toniques, se divisent en spéciaux de l'un ou de l'autre organe. Mais tous ces faits, présentés le plus souvent isolément et sans ordre, y manquent d'une théorie qui les rattache à leur mécanisme réel : telle est toute la médecine. Riche de faits, elle en est embarrassée, et ne sait quel usage en faire, parce qu'aucun d'eux ne fait partie d'un système ; aussi n'a-t-elle jamais pu se procurer aucune théorie thérapeutique, quoique ses lois existent toutes dans le mode d'action des remèdes sur l'homme et ses maladies, et qu'il ne s'agisse que de les en extraire. Dans la voie où certains esprits ne cessent de l'engager, elle ne peut même que tomber d'erreurs en erreurs.

Cependant un médecin, qui avait apporté toute son attention au jeu de ces deux mouvemens, avait dit. « Ces deux espèces de mouvemens sont dans un état constant d'antagonisme l'un par rapport à l'autre. Si le mouvement tonique entre en exercice, il resserre l'organe sur lui-même, et empêche le développement de l'acte progressif. Si c'est l'acte progressif qui prédomine, il s'oppose d'autant aux effets de l'acte tonique. D'après cela, en employant les agens propres à déterminer l'un ou l'autre de ces actes, on peut donc s'opposer au développement de son congénère. C'est sur ces faits que toute la médecine médicamentaire est fondée. » Élémens de matière médicale, ci-dessus cités.

N'est-il pas extraordinaire qu'après tant de siècles écoulés, tant d'observations entassées, tant de discussions inutiles et mêmes contradictoires, nous soyons encore obligés d'en revenir à cette loi, si souvent répétée par tous les médecins de l'antiquité, à quelque secte qu'ils appartiennent, laquelle prescrivait *d'opposer les contraires aux contraires*. Ils ne purent se l'expliquer sans doute, ou, s'ils cherchèrent à le faire, ils se trompèrent considérablement dans la théorie du mécanisme sur lequel elle est basée, mais ils avaient pour eux les faits, et la conviction de leur vérité. Que font encore autre chose les médecins de nos jours quand ils traitent les violentes douleurs par les narcotiques, les spasmes par les anti-spasmodiques ; les flux chroniques par les astringens ; les inflammations muqueuses par le nitrate d'argent, et qu'ils opposent le froid aux inflammations imminentes, et souvent même à celles qui sont en plein cours, ou enfin la compression mécanique ? Dans les maladies d'un caractère opposé, ne sont-ce pas les excitans divers qu'ils emploient dans toutes les suppressions, dans la colique de plomb, la constipation et toutes les autres maladies analogues ? On voit que les preuves ne manquent point au soutien de ce mécanisme.

Après avoir passé en revue les transformations de la matière dans l'homme, les évolutions de son corps et de ses organes, recherché les mouvemens primitifs et essentiels qui y président, parlé des actes fonctionnels, de leur enchaînement et de leur groupement, puis de l'ordre général qui règne dans le corps, et de celui qui appartient aux parties, il nous reste encore à parler des rapports que l'homme entretient avec les corps qui l'entourent, et les modifications qu'il en reçoit.

Nous avons déjà exprimé que c'était dans ces corps qu'il allait chercher ses alimens, qu'il ne pouvait vivre sans eux, que c'étaient leurs molécules qui formaient le sien, et lui fournissaient tous les agens de sa vie ; et enfin que, sous ce rapport, il était entièrement sous leur dépendance. Mais de quelle nature est l'action qu'ils exercent sur lui, ou autrement quels sont les effets qu'il en éprouve ? Commençons pour cela par l'examen de ceux qui proviennent des corps les plus indispensables à sa vie.

Les premiers observateurs de l'homme s'étant aperçus que la chaleur était absolument nécessaire à son existence, et que son absence détruisait toute vie en lui, s'empressèrent aussitôt de la reconnaître comme son principal agent, et d'après cette première idée, qui n'avait rien que de vrai, ils lui attribuèrent non seulement la puissance de l'entretenir, mais ils lui concédèrent l'intelligence, et en firent le principe même de sa vie. Ils avaient raison sans doute de la regarder comme nécessaire, puisque sans elle il n'y a point de vie, mais inférer de ce besoin qu'elle en est le principe, c'est par où péchait leur opinion, car jamais la chaleur qu'on infuserait dans un cadavre ne le ramènerait à la vie ; et celle naturelle, qui persiste si long-temps chez l'asphyxié après sa mort réelle, ne l'entretient davantage. La chaleur n'est donc qu'une circonstance, une des causes, si l'on veut, de l'exercice de la vie ; au contraire les anciens avaient fini par reconnaître que la chaleur affaiblit, ce qui est entièrement opposé à la première idée. Quoiqu'il en soit, voilà deux effets attribués à la fois à la même substance, tous deux également vrais et certains, que tout le monde connaît, et dont il est bon de conserver le souvenir.

Les pneumatistes s'aperçurent de la méprise dans laquelle étaient tombés leurs prédécesseurs, et ils attribuèrent à l'air la puissance qu'ils arrachaient à la chaleur, et en effet sans air point de vie. Quand il est vicié, il produit des maladies ; ils avaient donc aussi des faits qui plaidaient en leur faveur. Il y avait même plus d'apparences pour leur opinion, puisque la mort est le résultat subit de la privation de l'air, au lieu qu'il n'y a que quelques cas rares où l'homme puisse mourir par la privation de la chaleur. Mais l'embryon vit sans l'accès de l'air, et ne respire pas. L'air ne devenait donc plus, comme le calorique, qu'une circonstance de la vie, et il cessait d'en être l'agent ou le principe. S'il était nécessaire à son action, il n'était plus son action.

Ces deux corps ne sont pas les seuls qui aient sur l'homme des effets évidens. Tout ce qui l'entoure est doué de cette faculté, et exerce sur lui une excitation manifeste. Les alimens et les boissons sont encore des agens tout aussi indispensables à sa vie que la chaleur et l'air, quoique leur nécessité ne se fasse pas sentir d'une manière en apparence aussi continue que celle de ces derniers. L'homme ne ne peut s'en passer long-temps sans tomber dans un accablement, dont le dernier terme serait aussi la mort. Leur introduction restaure les forces, ramène dans l'homme une vie qui était près de s'échapper, et produit en lui des effets analogues à ceux de l'air et de la chaleur. D'ailleurs que sont l'air ou l'oxigène et la chaleur, autres choses que de véritables alimens, dont la présence se retrouve dans tous nos organes avec les autres substances alimentaires, des *pabula vitæ*, comme on l'a si énergiquement dit ? La seule différence sensible, entre les premiers et les seconds, consiste donc en ce que l'introduction des alimens, ainsi appelés, ne paraît pas d'une nécessité aussi continue, et peut être intermittente parce qu'il existe, dans l'économie, des réservoirs des molécules extraites de leurs substances qui fournissent incessamment aux exigences de l'assimilation. Tout le tissu cellulaire et les vaisseaux sont en effet remplis de molécules assimilables, et tant qu'il en existera la vie pourra continuer d'avoir lieu ; mais enlevez à chaque organe le fluide qui lui est destiné par une division faite à ses vaisseaux afférens, ou empêchez-le d'y arriver par une compression, et aussitôt cet organe mourra et se décomposera. Le besoin des molécules nutritives est donc aussi incessant que celui de l'air et du calorique, et l'intermittence dont il a été parlé ci-dessus, n'existe véritablement que dans l'alimentation ou l'introduction des alimens.

C'est au jeu normal de ces substances, et surtout de l'air et de la chaleur, dans les maladies, lorsque les causes accidentelles de celle-ci ont cessé d'agir, que l'on a donné le nom de *nature médicatrice*. Ce prétendu principe sur lequel les médecins ont édifié tant de systèmes et d'erreurs, que leurs successeurs n'ont cessé de répéter, et qui ont été renouvelés jusques dans ces derniers temps par Broussais, ainsi que MM. Trousseau et Pidoux, n'est pourtant rien autre chose que l'irritabilité rendue à son état normal par le jeu unique des stimulus spéciaux de la vie. Ainsi ce que tous ces auteurs regardaient comme le résultat de la présence et du jeu d'un principe actif et conservateur n'est réellement qu'un état conditionnel et passif des organes forcés d'agir sous l'impression des influences vitales, et mesurant leur jeu sur celui de ces influences.

Ces diverses substances air, calorique, alimens ne sont pas encore les seules qui aient sur l'homme une puissance d'incitation. Toutes les autres, quelles qu'elles soient, nutritives ou non nutritives, exercent aussi une stimulation qui engage, force même ses organes à l'action ou à augmenter celle subsistante. Tout le monde connaît l'incitation que les sels et les acides non acerbes exercent sur les glandes et leurs canaux excréteurs. D'autres substances font vomir ou purgent. Si quelques-unes resserrent nos organes, et suspendent leurs excrétions, ce n'est cependant encore de leur part qu'une action augmentée qui, au lieu d'affecter les mouvemens oscillatoires, s'est portée sur les mouvemens toniques et constricteurs, dont l'exercice détruit les effets des premiers.

Sera-t-il nécessaire d'interroger l'action des autres substances, des huiles essentielles par exemple, des résines, etc.? Mais ce travail serait superflu, lorsque l'on voit des corps, qui ne se dissolvent pas dans nos humeurs, qui ne leur cèdent rien, telles que le fer, et tous les autres métaux, le quartz et tous les minéraux enfin, lors, dis-je, que l'on voit ces divers corps y produire de l'irritation, et celle-ci naître même du rapprochement des deux lèvres d'une plaie faite au sein d'un organe, lesquelles deviennent l'une par rapport à l'autre comme des corps étrangers, jusqu'à ce qu'un fluide se soit interposé entr'elles.

Mais les circonstances, dans lesquelles on a observé l'emploi de ces substances, n'ont pas fourni aux observateurs les mêmes résultats. Loin d'apercevoir en elles des stimulans constans, et dans leurs effets une exagération d'action, on a souvent été induit à y voir un résultat entièrement opposé, et ce résultat, dit-on, ce sont les substances les plus douces comme les plus violentes qui l'ont fourni : ce qui les a fait appeler *débilitantes, atoniques, sédatives.* L'eau et les pâtes féculentes tièdes ont reçu ce nom. Le camphre, la valériane, le musc, l'opium, le tartre stibié ont aussi été regardés comme des sédatifs des mouvemens exagérés de l'économie. Le quinquina lui-même, ce tonique par excellence, cette substance qui agite si fortement le canal alimentaire, et y occasionne des superpurgations, produit la fièvre, a aussi été, par un grand nombre de médecins, placé à côté du musc, et de l'opium dans les maladies nerveuses, et comme tel regardé comme capable de porter sur elles une action entièrement opposée à l'excitation qui en forme le caractère, ce qui le rendait tout à la fois sédatif et excitant. Combien de remèdes n'aurions-nous pas à ajouter à ceux que nous venons de nommer, si nous passions en revue les anti-phlogistiques, les contro-stimulans, et les anti-spasmodiques et tant d'autres classes semblables!

Que dis-je! mais ces substances ne sont pas les seules auxquelles on pourrait accorder un caractère sédatif, puisqu'il n'en est pas une seule qui ne puisse calmer ou guérir des irritations. Que font autre chose tous ces remèdes auxquels seuls on a accordé la faveur d'être excitans? Et dans quelles circonstances les administre-t on? Est-ce bien véritablement dans des cas de faiblesse directe où les principaux agens de la vie manquent? Mais ils ne pourraient les remplacer et même nuiraient. Quand l'oxigène manque, il faut le restituer, quand c'est la chaleur il faut en fournir; quand ce sont les alimens, il faut nourrir. Voilà les seuls moyens admissibles; donnez à leur place des excitans, et vous augmenterez le mal au lieu de le diminuer. Le seul cas de leur emploi est donc dans les irritations. C'est contre les fièvres intermittentes les plus violentes, et qui agitent si fortement le système circulatoire, que vous donnez le quinquina, et plus la maladie est dangereuse, plus vous en augmentez la dose. C'est également aux spasmes que

vous opposez la valériane, le musc et le camphre, substance caustique quand elle n'est pas divisée, et capable de
produire elle-même des spasmes. Vous faites plus encore,
vous appliquez des caustiques sur les membranes muqueuses
enflammées; vous couvrez un érisypèle commençant de ces
mêmes substances, ou d'un vésicatoire, ou de teinture d'iode;
enfin vous ne craignez pas d'employer le plus violent des
excitans, le feu ou les caustiques sur un furoncle ou une
pustule maligne. Tous ces moyens, de nature si diverse,
considérés relativement à la maladie contre laquelle on les
emploie, que sont-ils autre chose que des sédatifs semblables à tous ceux auxquels on a réservé ce nom, puisqu'ils guérissent comme eux des irritations même fort
violentes? D'après cela il n'y aurait donc dans la matière
médicale que des sédatifs?

Mais laissons de côté pour un instant ces agens violens,
et revenons aux émolliens, substances douces, et, comme
telles, plus dignes, pensera-t-on, de mériter ce nom. Quel
médecin en effet ne les a pas regardées comme atoniques?

Ainsi l'eau, si nécessaire à notre existence, dont la privation abat les forces, et l'ingestion les relève; si sapide
d'ailleurs, quand elle n'a pas été privée d'air par l'ébulli-
tion, si irritante lorsqu'elle est introduite dans l'œil, ou
déviée dans le larynx, ou enfin appliquée à un organe divisé; l'eau, sans laquelle il nous serait impossible de vivre,
est un corps débilitant, et comme tel enlève à tous nos
organes leur action! Ces effets, constamment ajoutés les
uns aux autres, puisque l'eau nous est incessamment nécessaire, devront nécessairement amener la mort, et ce
résultat sera encore beaucoup plus assuré lorsqu'elle sera

jointe à une certaine quantité de calorique, comme elle l'est dans le bain et les cataplasmes.

On sait que la chaleur avait en effet été regardée comme débilitante par les anciens. Cette croyance est répétée dans tous les ouvrages d'Hippocrate, et c'est celle qu'en a tout le monde, lorsque, plongé au milieu d'une atmosphère brûlante, il ne cesse de se plaindre d'un accablement qui lui ôte toutes les forces.

Cependant examinons les choses avec l'attention qu'elles méritent. Lorsque, transi de froid, vous passez dans un air modérément chaud, n'éprouvez-vous pas un bien-être qui se répand dans tout votre corps? Vos mouvemens, votre pensée elle-même, engourdis, prostrés, ne reprennent-ils pas de l'énergie? Ne vous sentez-vous pas enfin revenir à la vie, et sortir des bras de la mort dans laquelle la privation de chaleur était près de vous jeter? Ces effets ne les nommerez-vous pas excitans? Quelle autre chose l'eau a-t-elle produite?

Mais si au lieu d'une chaleur modérée vous vous jetez dans une atmosphère excessivement chaude, tous vos mouvemens deviennent de rechef embarrassés, vos forces disparaissent, vous tombez sous le poids de votre corps, et la prostration succède à la vigueur. Quelques personnes, et je vois cette opinion mise en avant dans l'*Esculape*, année 1840, p.   , pensent que cet état doit être attribué à la déperdition des fluides par la sueur. Elle n'est pas juste, car il existe aussi bien chez les personnes qui ne suent point que chez celles qui suent; d'ailleurs chez les unes et chez les autres, il se dissipe à l'instant par l'admission d'un air frais. Il y a donc dans ces circonstances un mécanisme inaperçu jusqu'à ce moment, et dont nous allons rendre compte.

Il est de la nature de tous nos organes, quand leur action a été trop vive, d'éprouver de la fatigue, d'être épuisés, comme on le dit. C'est ce qu'une foule de médecins ont observé, et ce dont nous avons fait antécédemment l'historique. Ainsi après une longue marche, ou un violent effort musculaire, nous éprouvons de la lassitude ; dans cet état, nous ne pouvons plus mouvoir nos membres, ni nous en servir pour quoi que ce soit. Le moindre choc que nous recevrions nous renverserait : voilà une faiblesse bien réelle, mais elle ne ressemble en rien à celle qui résulterait d'un défaut d'alimens, ou d'une déperdition de sang. Dans celle-ci, il y a soustraction d'excitans, et par suite moindre excitation : c'est un effet direct.

Si nous passons aux actes intellectuels, nous apercevons les mêmes résultats provenir des mêmes causes, et dans le premier cas la faiblesse ou l'épuisement de la pensée résulter de son exercice excessif ou trop prolongé.

D'autres fois cet état résultera d'un excès de vin ; quelle substance est plus agréable et plus restaurante que le vin, et cependant quel est l'état dans lequel tombent ceux qui en prennent en trop grande quantité, ou font usage d'un vin trop violent ? L'opium, si tonique dans certains cas, et chez des sujets vigoureux, n'a-t-il pas les mêmes conséquences quand sa dose est excessive, ou lorsqu'il est administré à des personnes trop délicates ? Il n'y a donc rien de surprenant que la chaleur, ce stimulant si nécessaire à tous les êtres organiques, puisque sans lui il n'y aurait ni vie, ni êtres organisés, jette réellement dans l'affaiblisment; Tout le monde le sait, tout le monde le dit. Voilà donc, dans tous ces cas, des substances tour à tour fortifiantes et affaiblissantes ; c'est ce que nous dit la nature. Cette loi, observée dans tous les autres cas où elle se présente, et naturellement interprétée, aurait levé bien des difficultés dans l'esprit des médecins, évité beaucoup de théories fausses, et par suite de mauvais traitemens ; mais malheureusement il y a beaucoup de personnes pour lesquelles tous les faits restent individuels et isolés et qui, arrêtées par la crainte que leur inspirent les mauvaises théories dues à une trop prompte généralisation ou à de mauvaises inductions, restent dans un empirisme absolu. Pour elles il n'y a point de science, et seulement des faits disparates. Cependant quelle que soit leur timidité, je me permettrai d'ajouter aux faits que nous venons de rapporter un autre qui leur est entièrement analogue, quoiqu'il se passe dans des organes différens ; je veux parler de l'inflammation, dont tous les phénomènes ont été si bien observés par Fabre, puis par MM. Hastings et Gendrin.

Que sont les mouvemens accélérés par lesquels elle débute ? En quoi diffèrent-ils de ceux qui résultent de la chaleur et du vin sur le système nerveux ! On ne peut le dire, tout est semblable dans l'un et l'autre cas à l'exception des symptômes ; ce qui provient de la différence des fonctions remplies par les organes. C'est cette accélération que tous les médecins se sont accordés d'appeler *irritation*, et dans laquelle il y a généralement afflux ou excrétion plus considérable de liquides, selon les parties.

Si nous examinons les phénomènes qui succèdent à cette première période, au lieu d'une accélération dans les

mouvemens nous apercevons quelques cas où ils sont réellement plus lents, et même suspendus. Mais tout organe
n'a-t-il pas sa fatigue, son collapsus ou son épuisement,
comme le disaient Manitius et Fontana? N'a-t-il pas son oppression selon le langage d'un grand nombre d'autres médecins? Et n'avons-nous pas aussi été témoins de ce qu'il
survenait à la suite d'une chaleur considérable ou d'un excès
de vin? Mais les mouvemens collapsés ne sont certainement
pas abolis, puisqu'en débarrassant les organes opprimés de
l'excès de leurs stimulans par un moyen ou par l'autre,
en enlevant aux capillaires la trop grande quantité de sang
qui les engorge, en substituant le froid à la chaleur on res-
titue aussitôt aux organes toute la liberté de leurs mouvemens. Ainsi donc ils ne cessaient pas d'être dans un état
d'irritation, et loin d'en être privés, ils en étaient gorgés.
Si l'on employait la même pratique avec des organes réellement abexcités, et manquant des stimulans nécessaires à
leur exercice, en obtiendrait-on les mêmes résultats? Enlevez à un sujet mal nourri son sang ou ses autres fluides,
qu'en résultera-t-il? Croyez-vous que vous augmenterez
sa force et ses mouvemens? Vous précipiterez sa perte;
dans l'état opposé vous lui auriez rendu la vie et la santé.
Il peut donc y avoir dans le même sujet, et selon les cas,
une faiblesse par excès de stimulans, et une autre faiblesse
par défaut de stimulans.

Les faits qui se rapportent à ces deux cas sont si nombreux, et si notoires qu'il n'est pas une seule personne du
peuple qui les ignore. Qui n'a eu quelquefois sa digestion
arrêtée par l'ingestion d'une substance trop stimulante ou
prise en trop grande quantité? Celui-ci se plaint d'être

accablé par la chaleur, celui-là par l'ingestion d'un petit verre d'un vin violent. A ces accidens ils opposent sans consultation du médecin la diète, ils recherchent la fraîcheur et l'eau. Donnez des substances excitantes dans des maladies fébriles aiguës, vous augmentez la faiblesse, vous amenez la prostration. Si vous saignez alors vous diminuez ces accidens, et ramenez l'aisance et la force. Tous nos prédécesseurs traitaient les maladies adynamiques ou putrides par la saignée, nous autres par les sangsues près du lieu malade. Il n'est qu'un cas où la première de ces pratiques ne soit pas employée, c'est lorsque le collapsus est si grand et les forces si prostrées que la décomposition est prochaine, ou lorsqu'à une irritation prolongée se joint la faiblesse provenant d'une grande perte de fluides assimilables, dont une soustraction de sang diminuerait encore la quantité si nécessaire au peu de vie d'un malheureux qui ne peut plus les remplacer par aucune ingestion. Encore souvent dans ce cas est-il arrivé de guérir la maladie par un petit nombre de sangsues appliquées sur le lieu souffrant.

Cette suspension de mouvemens, que nous disions à l'instant exister dans quelques inflammations, n'est certainement pas constante : 1° on ne l'aperçoit pas dans l'inflammation qui accompagne la formation d'un cal, puisqu'au contraire les capillaires irrités ne cessent de charrier les fluides et d'engorger les parties divisées, ainsi que celles environnantes. 2° Elle n'existe pas non plus dans les érysipèles légers, et c'est ce que démontre la vivacité de leur rougeur, la facilité avec laquelle on la fait disparaître par la moindre pression, ainsi que la promptitude avec laquelle

elle revient. Si le sang stagnait, il prendrait aussitôt une couleur brune, comme dans quelques anthrax malins, accompagnés d'un prompt *collapsus*. 3° Dans le plus grand nombre des inflammations du tissu cellulaire, s'il y a réellement quelquefois une suspension de mouvemens dans ses capillaires sanguins, il est certain qu'elle n'existe nullement dans la circulation imbibitive qui se fait au-dedans de ses cellules, puisque s'il y survient une ouverture, ou si l'on en fait une artificielle, elle ne cesse, dans tout le cours de l'inflammation, et même après la disparition de verser au dehors une abondante quantité de fluides blancs, qui surpasse même de beaucoup celle qui aurait lieu par une semblable ouverture faite dans un organe sain. 4° Enfin si les capillaires sanguins peuvent quelquefois éprouver une suspension de mouvemens, il s'en faut beaucoup que les vaisseaux environnans, et ceux beaucoup plus éloignés soient dans le même état, car tous sont vivement émus, et donnent lieu ou à une fièvre locale ou à la fièvre générale, ce qui, comme nous l'avons dit, confirme pleinement le caractère de suractivité, que nous avons assigné à l'irritation en général et aux vaisseaux collapsés en particulier. C'est ce que M. Dubois d'Amiens n'a malheureusement point vu lorsqu'il a composé le mémoire qu'il a lu à l'académie royale de Paris le 20 janvier 1841, et essayé de changer la théorie admise par tous les médecins jusqu'à ce moment, en lui substituant une autre si fausse. C'est ce que n'a pas d'avantage aperçu le journal l'Esculape, qui en a rendu compte, lorsqu'au peu de mots qu'il employait pour cela, il préludait par des dissertations à perte de vue, et une critique des plus erronées, bien peu capables d'ébranler les croyances qu'il combattait. Mais ce n'est pas la seule occasion que nous aurons de faire remarquer la tendance vicieuse et les théories défectueuses de ce journal.

Il faut finir cette lettre, déjà si remplie de sujets divers, auxquels il serait facile d'ajouter un grand nombre d'autres, par quelques mots sur les irritabilités spécifiques de Haller, ou les élections spéciales des substances stimulantes.

Quoique les anciens médecins eussent des spécifiques pour chaque maladie, et même pour chaque humeur, ils agissaient néanmoins sans aucune théorie sur ce fait, et dirigés plutôt par les résultats qu'ils obtenaient que par une connaissance de l'économie et du rapport qui existait entre la vitalité de chaque organe et les substances qui lui étaient appropriées, lorsqu'Haller s'aperçut que tous les corps ne stimulaient pas indistinctement les divers organes de l'économie, et qu'ils portaient plus particulièrement leur action sur l'un ou l'autre. Bichat après lui donna beaucoup de poids à cette opinion qui est actuellement assez généralement reconnue comme vraie, pour que la plupart des matières médicales aient été y puiser leurs divisions. Si les auteurs de quelques-unes d'elles conservent encore des classes de médicamens généraux, ce sont des médecins qui, n'ayant pas encore une idée bien assurée de la particularisation de tous nos actes, ne savent que penser de l'action de quelques remèdes, ou prennent pour maladies générales tous les troubles du système circulatoire. Quand la physiologie ne posséderait que cette connaissance des irritations spéciales, elle en aurait assez pour se convaincre que l'économie ne se compose que de mécanismes partiels, mais associés ensemble pour un seul but, et l'individualité de chaque être organisé.

DU RÔLE QUE LES HUMEURS JOUENT DANS L'EXERCICE DE LA VIE ET LES MALADIES.

En rassemblant dans ce qui précède les faits qui se sont décélés aux observateurs, pour en édifier le système de la vie de l'homme, nous n'y avons vu comparaître que ceux qui appartiennent aux solides vivans. Mécanismes généraux, actes particuliers, tout leur a été attribué, et quels que soient le nombre et la diversité des fluides, aucun des observateurs que nous avons cités, ni d'autres qu'Hippocrate, n'ont pu voir en eux que des liquides dépositaires des élémens de composition, et des agens d'incitation des solides, mais jamais des instrumens de quelque acte de la vie. Envain on recherche en eux des faits d'une autre nature, ils n'ont ni la densité, ni la spontanéité, ni la variété d'action ou l'impressionnabilité propres à cet effet. D'ailleurs tout en eux, au moment de leur apparition dans l'homme, quantité, composition, qualités, place, est consécutif ou dépendant des solides. Comment posséderaient-ils quelque vitalité particulière ?

Un grand nombre, on le sait, sont postérieurs aux premiers momens de l'existence de l'homme, et alors absens, ils n'ont pu intervenir en rien dans sa formation et sa vie. Tels sont tous les fluides sécrétés. La bile, la salive et l'urine, sont bien certainement le produit d'un organe, et cet organe n'existait même pas au commencement de la vie.

Lorsque la totalité des canaux aérien et alimentaire, lorsque tous les autres canaux d'excrétion n'existaient pas non plus, comment le mucus aurait-il pu se montrer ? Nulle lymphe, propre au nouvel être ne parvenait au sang pour réparer ses pertes, puisque ce dernier fluide arrivait tout formé de la mère, et avec tous les élémens nécessaires à la composition de chacune des parties de cet être. Dans les premiers jours après la fécondation, et lorsque l'embryon n'était encore qu'un point adhérent aux parois d'un sac vésiculaire, rempli d'un fluide blanc, où était le sang ? Sans doute il comparaîtra quelques jours plus tard, lorsque cette vésicule, détachée du lieu de son origine, viendra prendre une adhérence à l'utérus ; mais, avant ce temps, on n'en aperçoit pas le moindre vestige. Cependant l'homme est constitué, il vit, il possède tous les moyens de développement ; ce n'est donc pas du sang qu'il tient ce qu'il est.

Si l'on examine plus tard ce sang contenu dans l'embryon, on le voit dans une continuelle mobilité, sans place déterminée, mu par les solides au-dedans desquels il est contenu ; présent seulement là où ils le portent, incapable de former aucune pièce de l'édifice, puisqu'il glisse sur toutes, et n'entre tel qu'il est dans aucune ; d'ailleurs fort hétérogène, composé de substances dont les unes sont utiles, les autres inutiles, et même souvent nuisibles, et destiné enfin à être filtré, élaboré, divisé ultérieurement par les organes auxquels il va porter des molécules de composition, conséquemment toujours soumis aux actes de ces organes. Aussi arrive-t-il souvent à ceux-ci de le transporter ailleurs qu'au dedans d'eux et de l'expulser au-dehors.

Ce sang agit-il comme les organes, et se compose-t-il

aussi comme eux avec des molécules choisies par lui? Non,
séparé des corps extérieurs par les membranes tégumentai-
res, ce sont celles-ci qui se chargent de leur arracher ces
molécules, et de les fournir au sang. Ce fluide les reçoit
sans choix ni obstacles, les réunit à celles qui proviennent
de la décomposition intérieure des organes, leur adjoint
encore des portions de fluides sécrétés, tels qu'ils se trouvent dans leurs réservoirs particuliers, et même des humeurs
viciées par la maladie. On trouve encore en lui jusqu'aux
substances les plus étrangères et indigérées, que le canal
alimentaire et l'aérien lui ont envoyées, et toutes ces
substances diverses, opposées même par leurs élémens,
subsistent simultanément, dans un état de division, il est
vrai, mais tranquille et sans aucune réaction des unes sur
les autres. C'est un amas, un mélange sans exemple. Ajoutons que ce mélange, déjà fort hétérogène, est sans cesse
dissemblable à lui, car sa composition dépend du produit
des absorptions, des actes dépuratifs, et de la consommation qu'en font les organes de l'économie entière; tous
actes excessivement variables eux-mêmes.

Le sang a-t-il des propriétés vitales? On ne lui en connait
aucune. Il ne peut se mouvoir, il est insensible à tout, ne
produit rien, accepte tout, ne répond à rien et ne repousse
rien, car ce sont les émonctoires qui lui enlèvent ce qui
leur convient et sans aucune participation de sa part, il
n'est que ce qu'ils veulent qu'il soit. Les organes, qui le
contiennent, sont-ils eux-mêmes malades? Alors composition, qualités, tout est encore changé en lui.

Quelques auteurs lui reconnaissent cependant des maladies. Qu'entendent-ils par ce mot? Est-ce une altération

de ses propriétés? Il n'en a aucune. Est-ce une altération de composition et de qualités? Mais en quoi consistent celles de son état normal? Un fluide aussi hétérogène, aussi dissemblable à lui-même, aussi variable, sans existence propre peut-il avoir un état normal? S'il n'en a pas, en quoi consistent donc ses maladies, et comment les distinguer de son état normal?

On dit aussi qu'il éprouve des variations de quantité dans sa masse générale. Eh! comment cela n'aurait-il pas lieu dans un fluide dont l'existence et toutes les propriétés dépendent entièrement des organes introducteurs, de ceux dépurateurs et de tous ceux consommateurs?

On en cite de semblables dans ses parties ou matériaux immédiats. Mais si sa composition dépend de la nature des matériaux que les différentes parties lui envoient, après les avoir inhalés au dehors, ou s'en être privés eux-mêmes, ou enfin après avoir refusé de s'en nourrir ou de les expulser au-dehors, qu'y a-t-il en cela qui lui soit propre? Le sang n'est-il pas passif dans ces cas où le travail appartient aux parties? Et au lieu de lui imputer cette composition, ne devrait-on pas au contraire en aller chercher les circonstances dans ces dernières? Il en est de ces matériaux comme des fluides sécrétés, dont l'existence dans le sang accuse une lésion de leurs organes. L'exercice ou la maladie des organes fibrineux, albumineux, osseux, nerveux, n'influent-ils pas sur la quantité de ces matériaux qu'ils contiennent et sur celle des matériaux qu'ils renvoient an sang? Si un organe fibrineux, les muscles par exemple, éprouvent un violent exercice, eux aussi se gonflent, prennent de l'ampleur, puis vident dans la circulation une plus grande quantité de fibrine. On sait que l'exercice augmente la nutrition de toutes les parties, et que dans l'inaction elles diminuent de volume. On sait encore que lorsque les muscles sont violemment agités, et les animaux surmenés, ils renvoient au sang une plus grande quantité de fibrine. Autant il en survient dans leurs maladies d'irritation. S'il restait quelques doutes à cet égard, ou pourrait consulter le beau mémoire de M. Hattin sur l'hémaleucose. D'ailleurs est-ce donc le sang qui compose l'albumine et la fibrine? Ces deux matériaux lui sont fournis par les lymphatiques, puisqu'on les retrouve dans tous ces vaisseaux? Est-ce lui aussi qui compose le sel calcaire des os, la gélatine de tous les organes qui en sont formés, elle qui est si rare dans le sang? Ainsi donc quand il n'y aurait point de lymphatiques, cela n'empêcherait nullement que l'albumine et la fibrine qu'ils contiennent n'appartinssent aux organes d'où ils tirent leur origine ou du canal alimentaire, comme le démontre leur présence dans les lymphatiques qui en proviennent. Envain M. Andral a-t-il voulu emprunter le caractère des maladies de la présence dans le sang de l'un ou de l'autre des matériaux organiques, il avait substitué l'effet à la cause, et avec d'autant plus de préjudice que pour en obtenir la connaissance il était sans cesse obligé de saigner, et qu'il met tous les médecins qui adopteront sa théorie dans la même nécessité.

On parle de dépôts de matériaux immédiats organiques, mais ces dépôts sont hors de la circulation sanguine, conséquemment de véritables sécrétions, et des élections de substance, opérées par les organes dans le sein desquels ils se trouvent; car il n'y a aucune possibilité de croire qu'ils proviennent d'une action génératrice des fluides.

Enfin on cite encore beaucoup d'autres qualités que celles du prétendu état normal, mais ces qualités ne varient-elles pas avec la nature des substances introduites par les solides inhalans, avec les maladies des tuniques vasculaires, et avec celles du tissu cellulaire lui-même? Qui ne connaît les effets des différens gaz sur le sang, ceux qu'il éprouve au-dedans des vaisseaux irrités, et la multitude des changemens successifs par lesquels le fluide cellulaire passe dans les maladies inflammatoires de ce tissu, dont il suit toutes les phases, soit en arrivant à une dégénération complète, soit en revenant à son état primitif. Que ce fluide ainsi vicié passe dans le sang, je le crois, puisqu'il en est ainsi de beaucoup d'autres bien plus âcres; mais qu'il y forme une maladie humorale, il n'a pas plus de prérogatives pour cela que la bile ou tout autre fluide. D'ailleurs ce pus est un corps étranger au sang, analogue à toute autre substance extérieure adventive, qui n'y forme encore, comme cette dernière, qu'un mélange, état bien différent d'une lésion spontanée et propre au sang.

D'ailleurs s'il est vrai que le véritable organe de la nutrition soit le tissu cellulaire, le fluide qu'il contient serait donc aussi le seul fluide nutritif et véritablement vital. Le sang ne serait donc plus au contraire qu'un cloaque impur, le réservoir commun d'où partent toutes les sécrétions, et où viennent se verser les résultats de toutes les inhalations externes et internes, réservoir passible de tous les actes des organes divers et de leurs variations. Quoi de moins vital! D'après cette supposition, tout ce que l'on dépose dans le sang devrait donc être reporté dans le fluide du tissu cellulaire.

Enfin j'admettrai, si on l'exige, que tous ces faits annoncent des maladies, quel sera alors le moyen de les médicamenter immédiatement? On voit bien, quand le sang contient quelque principe étranger, que ce principe exerce une action sur les solides, mais quelle est celle qu'il exerce sur le sang lui-même, il est impossible de le dire, et même toutes les observations démentent positivement la puissance et les vertus de tous ces prétendus dépuratifs que ne cessent de vanter les humoristes. Il est de fait que le sang peut contenir toutes espèces de matériaux composés d'une manière isolée, lesquels y restent distincts, et sans se combiner ni avec le sang, ni entr'eux, puisqu'ils en sortent tels qu'ils étaient avant d'y entrer. L'air, l'alcool, le vin, l'acide hydrocyanique, le camphre, et même toutes les substances aromatiques des végétaux, et beaucoup d'autres s'y trouvent quelquefois. Mais à quoi bon une énumération, puisqu'il faudrait y comprendre presque tous les corps de la nature. Si le sang tombe malade quand sa composition change, que de maladies et de singulières maladies! Maladies d'asperge, térébentineuse, camphrée, alcoolique; telles en sont les espèces, que l'on doit mettre en regard des maladies bilieuse, urineuse, purulente, fibrineuse, etc., et c'est aux médecins de nos jours que nous sommes redevables de ces fantômes! L'humorisme hippocratique était certes beaucoup moins ridicule, puisqu'il ne se composait que des humeurs de l'homme. Raisonne-t-on en France ou déraisonne-t-on?

LETTRE V.

Des obstacles qui s'opposent en France aux progrès de la médecine.

Je viens d'accomplir la première partie de la tâche que je m'étais imposée, afin de donner des bases certaines au jugement que vous me demandez. Au défaut d'un code où je pusse trouver les lois de la science, j'ai été consulter les médecins de tous les temps et leur demander ce qu'ils pensaient sur elles. En mettant ainsi leur décision à la place de la mienne, vous n'aurez rien à craindre de ma prévention, et c'est ce que je désirais éviter pour l'acquit de ma conscience. Tels ont même été mes scrupules à cet égard, comme vous avez dû vous en apercevoir, que si quelques-uns d'eux avaient fait une omission, ou commis une erreur dans quelques points de leur énoncé, je me suis empressé d'en appeler aux faits, ou à l'opinion d'autres médecins, et c'est après ces épreuves que je me suis enfin décidé à admettre avec tout le monde des points de doctrine qui ont tous les droits pour mériter l'assentiment. Si néanmoins quelques personnes s'obstinaient à ne pas les accepter, n'a-t-on pas vu dans tous les temps la vérité éprouver cet échec, et être étouffée par l'erreur ? Qui empêcherait donc de croire que cela pût encore avoir lieu, et qu'un certain nombre de médecins subissent actuellement l'influence de quelque doctrine fausse ? Nous possédons les ouvrages des Galien, des Paracelse, des Sylvius, des Bellini et de tant d'autres, et pouvons par leur lecture juger de tous les écarts auxquels l'homme peut se laisser aller, lorsqu'il abandonne l'examen des faits. L'histoire de la science est venue y ajouter la connaissance de la facilité malheureuse avec laquelle la multitude se soumet à croire tout ce qu'on lui dit de croire.

Mais ces théories que nous avons empruntées à nos prédécesseurs ne portent que sur des faits isolés et sans rapport avec ceux qui les précèdent, ou avec lesquels ils existent, ni enfin avec ceux encore qui les suivent. Pour en composer un tout semblable à celui du sujet auquels ils appartiennent, il m'a fallu en rechercher les liens, les assembler comme ils le sont dans la nature, donner à leur série le même système qu'ils y ont, et en faire ressortir la théorie de la vie ; travail que je n'ai vu exécuté nulle part. Ce tableau m'était absolument nécessaire pour me servir de point de repère, et donner à mes jugemens la solidité dont je désire les accompagner. Infirmer ce tableau, dont tous les points se tiennent réciproquement, ce serait en infirmer les parties, puisqu'elles ne peuvent s'adapter autrement ; récuser celles-ci, ce serait refuser d'admettre des faits constatés par tous les observateurs véridiques.

Maintenant, accomplissons notre seconde tâche, et mettons au jour le jugement que vous me demandez ; mais avant cela permettez-moi de vous parler des nombreux obstacles qui s'opposent aux progrès de la médecine en France. Leur connaissance vous instruira suffisamment des raisons qui ont si long-temps arrêté son essor, et introduit des erreurs préjudiciables.

Aversion des systèmes. — Quoi que toutes les sciences

soient systématisées en France comme partout ailleurs, c'est-à-dire qu'elles aient un corps de doctrine qui en développe les différentes parties, et range dans son exposé chaque fait sous son chef, et dans la série qu'il tient dans la nature, rien de semblable n'a lieu dans la médecine de ce pays. Les membres de ce corps, je parle plus particulièrement ici des professeurs de la faculté de Paris, aiment à en voir les faits présentés isolément et d'une manière disparate, sans les rapporter à la chaîne dont ils font partie. On dirait qu'ils auraient peur de penser, et d'embrasser dans leur esprit l'ensemble d'un certain nombre de faits qui s'appartiennent. Malheur à un pathologiste qui oserait demander une cause, un mécanisme et des conséquences à un fait, et rattacher tout cela dans l'exposition comme il l'est dans la nature, afin d'en déduire un traitement! Plus grand malheur encore au praticien qui chercherait à s'aider de la connaissance de ce qui se passe dans l'homme pour en obtenir une règle de conduite! Ils aiment mieux l'un et l'autre rester dans une observation stérile, donner par forme d'essai une substance ou l'autre, et observer encore, mais non déduire leur conduite d'une loi reconnue dans la nature, et essayer ainsi une foule de traitemens divers que rien n'appuie, si ce n'est le rapport infidèle d'autres personnes peu instruites, dans lesquelles seules ils ont confiance.

Cependant, lorsqu'appelé par une famille éplorée, on vous met en présence d'une personne qui souffre, et que vous êtes forcé de méditer sur ce que vous voyez, sur votre position, votre titre et vos devoirs, ainsi que sur les moyens que la science met à votre disposition pour les accomplir, quelles sont ces pensées ? Le tableau qui se présente à vos yeux c'est un chef de famille, abattu par la douleur, et qui ne se sent que pour souffrir. Cet homme est entouré de personnes éplorées qui gémissent, tremblent de perdre celui qui leur apportait la subsistance, veillait à leurs intérêts et les protégeait. Il joint encore à cette vue la crainte de leur manquer, et de ces angoisses alimente ses douleurs. Une autre fois c'est une mère sur le sein de laquelle gît vagissant un petit être qui vient de naître, et lui demande le lait de sa vie dont la maladie vient de tarir la source. Ailleurs, c'est un squelette ambulant, qu'une maladie lente a desséché et réduit à un souffle ; partout c'est un corps dont les fonctions sont troublées, incapables de soutenir l'existence, et une machine qui se détraque d'une manière plus ou moins violente, et va bientôt cesser d'être. Tous savent qui vous êtes ; ils croient que vous connaissez l'état de celui qui souffre, et que vous possédez les moyens de le guérir ; c'est pourquoi ils vous ont appelé, pleins de confiance dans votre art, ils répètent que vous êtes MÉDECIN, et vous en recevez le nom. Votre position est grave, mais magnifique. Si vous guérissez, vous allez être proclamé un SAUVEUR, mais que pensera-t-on de vous et de votre science si vous ne guérissez pas ?

Vous vous êtes approché du malade, vous avez observé, vous avez interrogé, puis vous avez médité et demandé à la science quel était l'état de ces malheureux, et à votre art les moyens de les guérir. Mais savez-vous ce que vous avez vu ? Êtes-vous sûr d'avoir tout vu, et bien vu, car rien ne doit être négligé ; la plus petite particularité a son importance, et son omission deviendrait pour vous la cause d'insuccès ou de désastres ? Avez-vous classé tous ces sujets dans votre esprit, dans la série de leur dépendance réciproque, et tels que la nature vous les a présentés, et que vous avez dû les apercevoir ? Le jugement que vous en avez porté, est-il bien conforme aux choses existantes ? Les moyens que vous employez, les connaissez-vous ? Êtes-vous certain de ce qu'ils peuvent, et de ce qu'ils ne peuvent pas sur cette vie dont vous allez agiter tous les ressorts ? C'est pourtant dans ces sujets qu'existe le bien ou le mal que vous allez faire. Si vous connaissez bien la maladie, sa nature, ses causes, ses phénomènes et ses accidens, si vous avez une notion semblable de vos moyens, si surtout vous ne vous êtes pas mépris, c'est le bien qui en résultera. Mais si vous avez mal ou incomplètement vu, si vous avez tiré des déductions fausses des phénomènes qui se présentent à vos yeux, ou si vous les avez aperçus à travers une doctrine erronée, si vos moyens sont insuffisans ou mauvais, le malade va descendre dans la tombe, et vous en hâterez le moment. De ce corps malade, mais encore plein de vie, qu'il était possible de guérir, il ne restera bientôt plus qu'un cadavre, et une famille dans les regrets et sans soutien. Que de choses accomplies dans un instant ! Mais ce n'est pas à vous que ces reproches peuvent être adressés. Votre instruction est parfaite, vous avez un jugement exquis et le sentiment de vos devoirs. S'il vous était par hasard survenu quelqu'accident imprévu, ce ne serait qu'à l'imperfection de la science qu'il faudrait l'imputer.

Tournons donc nos regards du côté de cette science, examinons-la, demandons-lui ce qu'elle est, en quoi elle consiste, quels sont ses moyens et les secours réels que les praticiens peuvent en obtenir. En serait-elle encore, après tant de siècles, d'hommes, d'observations et de débats, à ce qu'elle était dans son principe? On nous le dit à chaque instant, et un grand nombre de nos livres le répètent. Qu'ont donc vu tous ces médecins? A quoi bon leurs travaux et leurs discussions ? Les uns nous vantent encore Hippocrate, et ne veulent être qu'hippocratistes ou galénistes. D'autres vont plus loin encore, et réduisent, comme les empiriques, toute la médecine à deux listes accolées ensemble, dont l'une contient le nom des maladies, et l'autre l'énumération de tous les remèdes que le public accepte ; ils nous défendent expressément toute autre recherche comme inutile, et même dangereuse ou théorique, et c'est là ce qu'ils appellent du POSITIVISME. « Lisez, disent-ils, les livres, les journaux, les monographies, suivez les cours des PROFESSEURS, les discussions des ACADÉMIES, la pratique des hôpitaux et de la ville, *il n'est plus question de systèmes ni d'écoles...* Partout vous trouverez un seul et même esprit qui semble comme le *caractère de l'époque actuelle*, le POSITIVISME. » PROSPECTUS du nouveau dictionnaire des sciences médicales, par une société de docteurs-médecins, PROFESSEURS et AGRÉGÉS de la Faculté de médecine de PARIS, médecins et chirurgiens des hôpitaux de PARIS, membres de l'Académie royale de médecine, etc. : Directeurs, MM. Halmagrand et Londe, MEMBRES de l'Académie royale de médecine, 10 beaux volumes grand in-8°, prix 10 francs le volume, Paris, chez Gardembas, libraire.

Que pouvez-vous connaître de plus général, et de plus profondément inculqué dans les esprits ! Professeurs, membres de l'Académie, médecins particuliers et des hôpitaux, tous n'ont qu'un sentiment, celui de repousser la science de la médecine, et de la réduire à un empirisme sauvage. C'est celui de la commère du quartier, de l'animal avalant de l'herbe pour se faire vomir : ce n'est plus enfin qu'un recueil de recettes. Voilà où l'on en est venu en France. Tous les livres des médecins le répètent, toutes leurs actions y sont calquées, et chacun d'eux, loin d'être nourri des lois de la science, s'est fait avec plaisir un porteur de recettes à domicile. L'*Esculape*, ce journal où se reflètent plus spécialement les doctrines de la Faculté de Paris, et qui est toujours prêt à la défendre envers et contre tous, s'associe à cette pensée, et fait ouvertement aussi lui l'aveu de sa répugnance pour les systèmes et les théories ; 10 janv. 1841. Cependant il faut le dire, il n'en est pas tout-à-fait ainsi dans les provinces, où les facultés et les médecins pensent bien différemment ; mais tel est le despotisme de ceux de Paris qu'ils croient être en position d'imposer leur manière de penser aux autres.

Jamais dans aucune science, l'homme oublia-t-il à ce point que s'il avait une intelligence c'était pour connaître ce qui l'entoure, et, dans la médecine, même au temps des Arabes, ses membres firent-ils une telle abnégation du service qu'ils pouvaient en tirer ? A quoi lui sert donc sa raison, s'il n'est auprès des événemens que pour les voir seulement des sens de son corps ? Le besoin de connaître et d'interpréter tout ce dont il devient le témoin, fut au contraire si impérieux chez lui dans tous les temps qu'il chercha à deviner même ce qu'il ne lui était pas accordé de voir, comme nous le démontrent assez toutes les théologies et les cosmogonies, et qu'il préféra avoir une théorie même fausse des choses que de n'en posséder aucune. 13

Qu'est-ce qui surprend le plus dans cette unanimité de sentimens? Sont-ce les efforts que l'on fait pour réduire la médecine à un exposé passif des faits, sans aucune recherche de leurs rapports? Dès lors on peut voir ce qu'elle serait en consultant tous ces mémoriaux pratiques, placés à la fin de la multitude des formulaires, dont la médecine de Paris est inondée, et dont se repaissent avec délices tous les étudians de cette faculté, ainsi que les praticiens titrés, et avec eux aussi les personnes étrangères à la médecine, devenues avec leur secours d'aussi bons praticiens que ceux qui ont reçu un diplôme. Est-il quelque chose de plus *positif* que ces mémoriaux? Comment le dictionnaire du positivisme, annoncé ci-dessus, aurait-il pu réduire plus exactement la science au fait, et chasser tout ce qui est relatif aux causes de la maladie, à sa nature, à ses variétés, au mécanisme de son jeu, à ses effets, à ses terminaisons, au mode d'action des remèdes, à leurs élections d'organes, et enfin à tout ce qui est théorique? Avouons-le ; quelque peu savant qu'eût cherché à paraître ce dictionnaire, il n'eût pu remplir son but, et eût été un phénomène merveilleux de science et de systèmes à l'égard des mémoriaux. C'est dans ces seuls ouvrages qu'est le véritable positivisme.

Si telle doit être véritablement la médecine, quel besoin avons-nous dorénavant de réfléchir sur toutes les circonstances de la maladie et de son traitement ; et quelle n'est pas sa simplicité actuelle, puisqu'elle est mise à la portée de tout le monde? Dès qu'il n'y a que deux choses à savoir, le nom de la maladie et le remède, l'un et l'autre sont faciles à connaître ; les deux listes des mémoriaux nous mettent amplement à même de nous satisfaire. Est-il question

le la maladie? Cherchez dans le cadre qui lui est consacré
e phénomène de celle que vous désirez guérir, et vous
rouverez la rougeur (*inflammation*), la sécrétion du
ang (*hémorrhagie*), l'agitation du pouls (*fièvre*), la so-
ution des organes (*plaie*), le vomissement, la diarrhée,
e spasme, l'épilepsie, et tant d'autres accidens que tout
e monde peut aussi bien connaître que le médecin, ou sur
esquels la première commère pourrait au besoin donner
ous les renseignemens nécessaires, par là vous obtiendrez
e premier objet de vos recherches; car, remarquons-le
ien, en fait de positivisme ce serait une grande faute,
lans la nomenclature des maladies, que de substituer les
oms des organes atteints par la maladie, et d'ailleurs ca-
hés, aux phénomènes apparens, puisque c'est déjà un
ystème que de rattacher un phénomène quelconque à un
rgane comme à sa cause ou à son agent. Quant au second,
h ! celui-ci accompagne toujours le premier, et d'ailleurs,
out le monde n'a-t-il pas une recette à offrir? Dès-lors la
nédecine entière se trouve renfermée dans un formulaire.
)ue ce soit celui de M. Cadet, ou celui de MM. Foy et
ouchardat; il n'y aura de différence, quant à leur valeur,
ue dans le plus ou le moins de richesses qu'ils contien-
lront.

Dès-lors pourquoi des facultés, et tant de personnes si
hèrement payées pour prêcher des choses inutiles? A quoi
on la physiologie, la pathologie, la théorie des médica-
ions? Ne constituent-elles pas toutes des sciences? Comme
elles, ne sont-elles pas des systèmes et des théories? Et
uel besoin en avons-nous quand il ne s'agit que de savoir
uelle est la poudre qui guérit la fièvre ou la diarrhée?

Ainsi donc c'est une chose arrêtée, à bas tous ces professeurs, de quelque branche de la médecine qu'ils soient; ils sont d'ailleurs les premiers à faire connaître la futilité de ce qu'ils prêchent. Au feu tous les ouvrages qui traitent ou de la physiologie, ou de la pathologie, ou de la thérapeutique, puisqu'ils ne sont que des inventaires de systèmes et de théories, comme tels inutiles, et même des brandons de discorde. Au fait, au fait le plus évident; le vomissement et la potion de rivière, le dévoiement et la rhubarbe, ou quelqu'autre substance plus active, l'hémorrhagie et la poudre sympathique : voilà la seule science admissible dans le temps actuel.

En vain vous objectez à ces personnes que le système n'est que la coordination des faits dans la série de leur apparition; que tout, dans la nature, est systématisé, c'est-à-dire lié dans un rapport de cause, de mécanisme et d'effets; qu'il est en conséquence impossible de parler d'un événement quelconque ou de le décrire sans exprimer un *système;* que ce que l'on a dit, soit qu'il soit vrai, soit qu'il soit faux, est ce que l'on appelle une *théorie;* qu'on ne peut même poser deux faits l'un à côté de l'autre sans faire un système; que tous nos traités de physiologie sont écrits dans un ordre systématique, et non énumératif; que tout ce que l'on peut dire des faits pathologiques et thérapeutiques se compose d'autant de théories; qu'en rapportant un phénomène sain ou malade à un organe, et la maladie de celui-ci à une cause, on fait un système; qu'en disant qu'un remède convient à une maladie, on en fait encore un autre, puisque l'on juge que le remède a une action qui peut détruire la cause ou la maladie elle-même; que dès-

lors tout article ou physiologique, ou pathologique , ou
même thérapeutique du dictionnaire du positivisme n'eût
pu être qu'une dissertation théorique qui eût embrassé
un grand nombre de faits , et les eût coordonnés dans
des rapports quelconques ; mais avec cette différence que
les auteurs de ces articles n'ayant pas la permission de faire
aucune recherche ni sur le mode d'action des causes , ni
sur la nature et le mécanisme des maladies, ni enfin sur
aucune autre de leurs circonstances , dans la crainte de
théoriser , avaient beaucoup moins de moyens pour faire
connaître leur sujet et ses dépendances, et fournir au médecin les faits qu'il lui était utile de connaître pour régler
sa conduite auprès du malade. Ajoutez encore à cela que
s'il se glisse quelquefois dans la science des théories fausses,
cela ne prouve pas qu'il soit mauvais de faire des théories ,
mais que les auteurs de celles qui sont mauvaises ont eu
tort de ne pas mieux voir. Dites cela et beaucoup d'autres
choses encore à tous ces artisans-médecins qui font de la
médecine à force de recettes, comme les peintres font de
la chimie, ils refuseront de vous écouter, et , tout en faisant eux-mêmes néanmoins de petites théories à l'occasion,
ils mépriseront les théories.

Il ne faut pas cependant que vous croyiez que ce que je
viens de dire doive être reproché à tous les médecins de
France. Il en est un grand nombre dans la capitale et dans
les départemens qui pensent tout autrement , et souffrent ,
pour l'honneur de la science, de voir dans quel abaisse-
ment on désire la plonger. Mais on doit l'appliquer en
entier à l'Esculape , journal dépositaire des confidences de
la faculté de médecine de Paris, et qui s'est donné en

France la mission de juger les dires et les gestes des autres facultés et des médecins de ce pays. Je ne m'arrêterai pas pour l'instant à vous dire ce que je pense des présomptions de ce journal sur ses connaissances éminentes, et de ses prétentions à la pratique des bienséances qu'il ne cesse de leur recommander, je reviendrai plus loin sur ce sujet, et m'arrêterai à l'opinion qu'il émet sur les théories.

Ce journal aussi lui ne veut ni systèmes ni théories, et ne craint pas de faire savoir quelle est son *aversion* pour elles ; 10 janvier 1841. Quand j'eus lu une déclaration aussi formelle de sa part, je fus curieux de le confronter avec lui-même, et, dans cette intention, je parcourus ses colonnes. Qu'elle ne fut pas ma surprise de lire dans le n° du 10 novembre 1840, une longue tirade exprimée dans les termes les plus durs pour un corps composé du plus grand nombre des professeurs de la faculté et des sommités médicales, comme on les appelle, de la capitale, remplis des reproches les plus sanglans sur leur défaut de principes généraux, sur leur incapacité d'en avoir, et enfin sur leur ignorance s'ils ont une science, ce qui, en propres termes, est demander à ceux que l'on regarde comme les plus savans médecins de la France, les professeurs de la faculté y compris, s'ils savent quelque chose. Heureuse France ! pays généreusement doté ! Mais des principes généraux annoncent un système, et une science n'est-elle-même formée que de systèmes et de théories. En repoussant ces systèmes l'Esculape ne se met-il pas au rang de l'académie, à laquelle il n'en accorde aucun ?

Et cependant quel autre journal est plus rempli de petites théories et de petits systèmes ? Il est encore une autre remarque à faire sur lui, c'est que ceux auxquels il accorde son estime sont précisement les plus contestés ou plutôt les plus défectueux. Ainsi à l'occasion d'un mémoire de M. Monneret sur les altérations du sang, il décoche çà et là quelques traits contre les solidistes purs, et s'établit hautement le défenseur de la médecine humorale, sans s'occuper le moins du monde si les humeurs peuvent s'altérer spontanément, ou sans la participation des solides. Mais sa haute science a tranché en faveur des humeurs, et c'est aux praticiens à se soumettre à cette décision ; 20 septembre 1840. C'est dans ce sens qu'il jugera les dires et les raisons des médecins. Solidistes, allez au tribunal de l'Esculape ! Vous autres dont l'opinion est incertaine, et qui désirez obtenir des renseignemens sur ce sujet, venez encore à lui ! Tous tant que vous êtes, croyez-en l'Esculape, il a prononcé, et il ne sort que des vérités et des paroles conséquentes de sa bouche !

Nous avons dit ci-dessus, en parlant de la vitalité, quelle avait été sa vive adhésion à la théorie que M. Dubois d'Amiens s'était efforcé de substituer à celle existante sur l'irritation, et nous ne manquerions pas, si nous voulions en faire le détail, d'autres exemples qui prouveraient combien de fois ce journal tombe dans les contradictions, mais nous nous en tiendrons là pour lui ; revenons aux effets de cette opinion sur les travaux des corps médicaux.

Ce que nous venons d'apercevoir dans le journal confidentiel de la faculté de médecine de Paris se renouvelle, mais beaucoup plus en grand, dans tout ce qui sort de cette faculté. Si d'un côté on y manifeste une aversion prononcée pour les systèmes, si dans cette intention on a peur d'aborder tous les grands sujets de la théorie de l'homme dans chacune des branches en lesquelles elle se partage, on est étonné d'y voir cette multitude de petites théories fausses, qui s'insinuent bon gré malgré et sans qu'on s'en aperçoive, avec les faits dans tous les points de la science que l'on traite. On ne se fait aucune idée du vide immense qui existe dans les trois branches de la science. L'auteur d'un ouvrage de physiologie nous décrit de suite la série des fonctions de l'homme dans l'ordre le plus apparent, c'est-à-dire, des sens et de la bouche aux actes de la nutrition. Mais vous a-t-il instruit auparavant des ressorts de cette machine, des agens nécessaires de sa vie, de la manière dont l'être vivant y répond, et enfin de tous les sujets si multipliés dont nous avons parlé à l'article de la vitalité? Non, c'est un cadavre que l'auteur fait mouvoir lui-même et décrit. Mêmes vides dans la pathologie et la thérapeutique, comme nous aurons occasion de le constater. Cependant dans cette absence de toute loi organique, les auteurs de ces ouvrages ont-ils l'intention de vous parler d'un sujet quelconque, ou ils vous donneront une petite théorie de leur crû, ou ce qui est tout aussi fréquent chez les plus timides, au lieu de rechercher les causes de chaque fait, d'en suivre les conséquences dans le mécanisme animal, et de dire comment cela se suit et s'enchaîne, ils préféreront amasser une foule de résultats qu'ils croient semblables; ils en feront l'énumération, et c'est cette énumération qu'ils appelleront *science*. Ainsi a été traité toute la pathologie. On ne peut rien dire de la thérapeutique, puisqu'il n'existe d'elle que la description de quelques remèdes, une fort mauvaise classification, et l'indication de quelques effets fort mal interprétés. C'est ce que nous nous attacherons à constater lorsque nous ferons la revue de l'état dans lequel se trouve chacune de ces branches de la science dans la faculté de Paris.

Méthodes philosophiques défectueuses.—Dans l'absence d'un système général qui coordonnât tout, si quelques médecins s'avisèrent néanmoins de théoriser quelques portions de la science, auxquelles ils s'appliquaient plus spécialement, dénués de tout guide, et, ignorant la chaîne à laquelle chaque chose se rattachait, puisqu'elle ne se trouvait que dans les lois de la vitalité alors ignorées, ils ne surent à quoi rapporter ce qu'ils observaient, et se renfermant dans le cercle qu'ils s'étaient tracé, ils établirent autant de théories particulières que de sujets dont ils s'occupaient. Delà cette profusion de doctrines partielles et souvent contradictoires, qui encombrent toutes les branches de la science. On dirait que chacune d'elles appartient à un être bien différent.

Ainsi la science se morcelait et ne possédait que des pièces qui n'avaient aucun rapport. Dans cet isolément général de tout ce qui lui appartenait, comment en faire servir plusieurs au même but? Comme il n'y a rien de commun entr'elles, elles ne peuvent se rapprocher. De ce misérable état de la science nacquit l'expectation et ses désastreuses conséquences. Pour pouvoir agir il faut connaitre ce sur quoi on agit, et quels sont les effets des moyens que l'on emploie. Or quand on manque d'une théorie, on ne peut rien faire, et quand on n'en a que de disparates, on ne sait par où les joindre ni en faire servir les sujets les uns aux autres. Il ne reste donc plus dans l'un et l'autre cas que d'observer souffrir, et expecter jusqu'à ce que le malade soit mort. Pendant tout ce temps, debout devant la victime, et les yeux fixés sur elle, le médecin observe philosophiquement les progrès d'une maladie qu'il ne peut arrêter.

Cette même inertie qui avait envahi la médecine, la laissa partager en deux branches. Si la chirurgie n'était regardée que comme une portion de la thérapeutique, et un des moyens d'obvier aux maladies, on aurait parfaitement raison de la scinder, puisqu'il est en effet deux moyens de guérir, l'un médicamentaire, agissant sur les actes vitaux, et l'autre mécanique, agissant seulement sur la constitution physique des organes. Mais on a donné à cette dernière partie de la thérapeutique des maladies spéciales, et on a choisi entre toutes celles de l'homme celles qui étaient le plus à portée de l'action manuelle, et des procédés mécaniques de la chirurgie. Dans ce nombre furent d'abord comprises toutes les maladies véritablement externes; quelle que fût leur origine, primitives ou secondaires d'une autre maladie, peu importa, dès qu'elles furent à portée des moyens mécaniques, ou de ceux mécaniquement appliqués, leur classification y trouva un motif suffisant pour appartenir à la chirurgie. La médecine se réserva seulement toutes les maladies dont le traitement n'exigeait que des exhibitions buccales, dont la préparation était dévolue au pharmacien, autre agent chimiste et souvent aussi chirurgical. Mais en tout cela le médecin, comme un esprit pur et transcendant, n'intervenait que par ses hautes méditations, et sa main dont il ignorait entièrement l'usage, ne se dégradait par aucun de ces actes regardés comme serviles. Aussi dès qu'une maladie, même interne, se terminait par un abcès ou une congestion quelconque, bien vite il se débarraissait du malade et de la maladie, et livrait le tout au chirurgien.

C'est encore ce qui se pratique actuellement dans tous les hôpitaux. Le médecin ne doit pas connaître de cette dernière portion de la même maladie. C'est aussi ce que l'on aperçoit dans tous les ouvrages de médecine interne. Le médecin n'y décrit et n'en admet que la partie où il n'existe aucune lésion physique quelconque, laissant le reste au chirurgien, comme lui appartenant exclusivement, et formant d'ailleurs une maladie entièrement distincte de la première, que le chirurgien, de son côté, se donne bien de garde de traiter. De là l'impossibilité d'obtenir une description complète d'aucune maladie. Heureux encore si l'un et l'autre ne partagent pas chacune de ses portions en autant d'affections distinctes qu'elle a de circonstances ou de périodes ; telles que le phlegmon, l'abcès, l'ulcère et la gangrène. Ici, comme on le voit, au lieu d'adapter une thérapeutique aux maladies, c'est à l'un ou l'autre mode thérapeutique qu'on a adapté des maladies.

Cette seconde faute eut aussi ses résultats. D'abord elle introduisit entre les personnes qui exerçaient l'une ou l'autre branche de la médecine une distinction qui n'avait aucun fondement, puis elle donna aux uns et aux autres des connaissances incomplètes, et finit par leur en donner de fausses. D'après la nature de ses maladies, le médecin fut naturellement porté à les regarder toutes comme vitales, puisqu'elles ne présentaient aucune altération de texture, en quoi il eut raison, mais de plus comme générales , c'est-à-dire, comme dépendantes d'un principe général, ou d'un germe interne, lorsque le chirurgien, qui voyait tout céder à ses moyens topiques, n'apercevait dans les siennes, même celles qui lui avaient été abandonnées par le médecin, rien que de local et souvent mécanique (*lésions physiques.*) Soit respect pour les personnes, soit plutôt croyance réelle, ces deux théories reçurent des deux classes d'hommes de l'art une consécration respective que le temps n'a fait que confirmer. Quand les traités actuels des médecins et des chirurgiens ne le feraient pas ressortir, on pourrait, dans les nosologies universelles, même les plus récentes de la faculté de Paris, contempler à loisir deux divisions, dont l'une est exclusivement remplie par les maladies internes, vitales, générales ou médicinales, et l'autre par les maladies externes, locales, physiques ou chirurgicales. Dans le tableau nosologique de Broussais ne voit-on pas des cadres pour les violences extérieures, les entozoaires, aussi bien que dans celui de Richerand, tout récemment loué par M. Cloquet dans son discours prononcé à l'ouverture des cours de novembre 1840 ? Rien donc ne rapproche les maladies de ces deux classes, ni même la tête et la queue de l'inflammation cellulaire, commençant par un phlegmon et se terminant par un abcès ou un ulcère. Les unes et les autres n'ont de commun que la résidence sur le sujet. Quelle analogie, par exemple, une plaie, lésion physique, selon Richerand, et à ce qu'il paraît aussi selon les deux autres membres de la faculté de Paris que je viens de nommer, a-t-elle avec une fièvre ou même une inflammation, lésion vitale ? Ces deux maladies ne peuvent se rencontrer ensemble. Un squirrhe, lésion organique, quoique s'accompagnant souvent aussi d'une inflammation, quelquefois poussée jusqu'à la fièvre, présente-t-il néanmoins quelque chose de semblable à ces maladies vitales, dont nous venons de parler ? On ne peut l'assurer si l'on consulte Richerand, Broussais, M. Cloquet et les nosologies qui les classent dans deux cadres si différens, et même éloignés l'un de l'autre ? Que dis-je ! mais un phlegmon interne et non abcédé, peut-il réellement, d'après ces mêmes auteurs et les mêmes classifications, être rapproché de celui externe qui en est éloigné de tout l'intervalle occupé par une multitude de classes si différentes les unes des autres ?

Sous quelqu'aspect que l'on considère ce partage de la médecine, on ne sait qu'en dire ; et l'on demeure stupéfait, quand on voit que pour obtenir l'histoire d'une maladie quelconque, d'une irritation du tissu cellulaire par exemple, il faut en aller chercher les parties dans toutes les classes nosologiques. Est-elle à l'état de phlegmon et interne ? Elle est médicinale et comme telle vitale. Si elle s'abcède, elle devient chirurgicale, et est en cette qualité placée dans une autre division, qui la considère bien différemment. S'engorge-t-elle de fluides albumineux qui endurcissent le tissu des parties où elle est située ? Elle change de nature, puisqu'elle change de classe, et cesse de former une lésion vitale pour devenir une lésion organique. Ainsi donc sa tête et son commencement sont dans la médecine, et ses membres ou sa suite dans la chirurgie, puis parvenue dans cette branche de la médecine elle y subit des transformations extrordinaires qui en font la maladie abcès ; la maladie ulcère, et tant d'autres maladies encore. Tout cela est religieusement conservé dans la faculté de Paris, cette faculté modèle, et y a reçu sa sanction, puisqu'elle emploie pour le professer autant d'hommes de l'art que cette maladie a de figures différentes, sans avoir jamais pensé une seule fois à ce qu'elle professait, ni à faire à l'autorité les représentations propres à lui faire apercevoir le vice d'une semblable division, et à en obtenir une meilleure distribution de ses cours.

Lors néanmoins que les médecins, réfléchissant à l'état misérable de leur science, cherchèrent à se procurer un corps de doctrine, chacun d'eux employa pour l'obtenir la méthode qui lui parut le plus convenable ; mais la véritable leur manqua, et il en résulta un chaos affreux. Il ne paraîtra donc pas inutile de dire un mot de ces méthodes encore en honneur actuellement dans la faculté de Paris.

Dans le nombre des méthodes, employées par les différentes sciences, les unes peuvent être appelées MÉTHODES DE RECHERCHE OU DE FORMATION, parce que c'est avec leur secours que l'on cherche à se procurer la connaissance des choses, et les autres MÉTHODES D'EXPOSITION, parce qu'elles nous servent uniquement à publier ce que nous avons appris.

Méthodes de recherche. — Il est pour toutes les sciences une même méthode de procéder à la connaissance des faits et de leur mécanisme. C'est d'observer et de décrire ce qui est, et comme il est. Chaque science n'a pas sous ce rapport une méthode particulière ; si les faits changent en chacune d'elles, l'esprit n'y apporte cependant qu'un même procédé. Avant que cette méthode eût été appliquée aux sciences, elles ne furent qu'un amas d'erreurs, qu'elles durent à de mauvais moyens employés pour les former. Avec l'*empirisme* elles firent un recueil de faits, énumérativement décrits sans suite et sans liaison. Si celles purement graphiques telles que la minéralogie, la phytographie et toute autre science analogue s'en accomodèrent, elles ne purent convenir à celles qui consistaient en des séries de faits. Avec elle ces dernières ne firent aucun progrès, puisque des faits isolés, et détachés de la place qu'ils occupent dans la production du phénomène, ne constituent aucune connaissance réelle et utile. Au défaut d'une théorie qui représentât cette série, si les auteurs, dans l'intention de l'obtenir cependant, voulurent la demander à leur imagination, il fallut qu'ils supposassent des causes, ou des puissances ou des mécanismes, ou des effets qu'ils n'avaient pas vus, et alors ils *dogmatisèrent*, c'est-à-dire, qu'ils substituèrent des chimères à des vérités. Les éclectiques en réunissant sans examen tous ces fantômes, ne firent encore que d'ajouter de nouvelles erreurs. Au lieu de donner, comme ils le croyaient, un corps à la science, ils la gonflèrent de chimères. Ces dernières méthodes lui firent donc toutes du mal.

Pour arriver à l'obtention de ce que l'on désire il n'est qu'un moyen. L'homme, n'ayant rien créé, ne sait rien de ce qu'il n'a pas fait lui-même. Alors il est obligé d'observer, de tenir compte de ce qu'il voit, de l'ordre dans lequel les choses se passent, et d'en faire une loi sur laquelle il fonde des inductions. L'événement se compose-t-il d'une longue suite, ou d'un nombreux cortège? Il examine de rechef, multiplie ses observations et en compose de nouvelles inductions qu'il appuie de la présence de nouveaux faits, ou corrige avec leur secours. Voilà le *rationalisme* lequel se compose d'énoncés de faits, puis de jugemens, eux-mêmes contrôlés par d'autres faits. C'est uniquement avec le rationalisme, aidé de l'expérimentation ou des actes suscités par des agens qui nous sont étrangers, que l'on peut acquérir des connaissances solides qui n'aient rien à redouter du temps. Mais qu'il y a peu de personnes qui en soient persuadées, si j'en juge par ce qu'en dit M. Trousseau, professeur à la faculté de Paris, dans son traité de thérapeutique, tom. 1er p. 182. (*).

L'empirisme, le dogmatisme, l'éclectisme sont les méthodes le plus usuelles de cette faculté. C'est avec le secours de l'empirisme que M. Chomel, qui craindrait de former une théorie, et avoue ingénument qu'il ignore ce qu'est la maladie, a composé toute sa pathologie générale. S'il donne un nom à une cause, il n'en est pas une seule dont il ose observer les conséquences sur l'homme. Il a traité les maladies comme les causes, et à l'aide d'une simple nomenclature. Quant aux symptômes, il entasse, il énumère, sans nous rien dire de plus, et voilà ce qu'il appelle une pathologie. Où est la physique de cette branche de la médecine?

(*) M. Trousseau, en confondant le rationalisme avec les méthodes *à priori*, se trompe beaucoup, je crois, et en portant sur ces dernières méthodes la critique qu'elles méritent, il ne fait pas attention qu'il critique son propre ouvrage, si rempli d'axiomes, dont il ne se donne pas la peine de démontrer la vérité.

C'est sur ce modèle que M. Andral a composé une anatomie pathologique, puis un cours sur les altérations humorales. Si cependant il arrive une fois à ce professeur d'en tirer une induction, loin de la puiser dans l'observation de la cause, il la fonde sur celle de l'effet, ce qui lui sert à déduire la différence des fièvres et des inflammations, et alors il dogmatise, quoique ses méthodes les plus usuelles soient l'empirisme et l'éclectisme.

Lorsque les membres de cette faculté, d'ailleurs si timides, et par cela même amateurs de ces deux dernières méthodes, en sortent, c'est pour entrer dans le dogmatisme. Celle-ci est même la seule qui soit employée par M. Trousseau, l'un des plus hardis. Veut-il nous instruire de la source des mouvemens organiques de l'homme, sans s'occuper des rapports que cet être entretient avec les corps environnans, il infuse aussitôt en lui un principe vital spontané, et pourvu de toutes ses conditions d'existence; Traité de thérapeutique, tome II p. 4., et sur cette hypothèse il élève toute la théorie des maladies générales. Voulez-vous savoir pourquoi il est humoriste? C'est qu'il croit à la nécessité de l'élimination de principes morbifiques, même dans des maladies non humorales, ainsi qu'à l'existence de coctions hippocratiques; Thérap. tome XI p. 2, il ne nous dit cependant point sur quoi il fonde cette nécessité, mais il veut que ce soit ainsi. Est-ce là le produit de l'observation d'un fait, est-ce une décision de son esprit? Nous ne le savons point. Mais telle est la tendance à l'humorisme dans cette faculté qu'un autre de ses professeurs, formant la théorie de la fièvre hectique, y voit des organes en suppuration transmettre leurs fluides

à la circulation, et en faire dépendre la fièvre, sans s'occuper si cet accident peut être, dans ces maladies, ainsi
que dans ces maladies aiguës, le résultat d'une transmission
d'irritation analogue entre des portions d'un même tissu,
et si ce pus auquel on prête libéralement des qualités âcres,
quoique provenant d'organes internes qui n'ont point subi
le contact de l'air, est plus capable de produire la fièvre
que la bile ou autre fluide beaucoup plus âcre que lui.

Ainsi dans tous ces cas, et une foule d'autres qu'il deviendrait fastidieux d'énumérer, les premières méthodes
qui, du temps d'Hippocrate et de ses successeurs, servirent
à former la science, sont encore les seules employées.
Comment d'après cela la faculté de Paris ne serait-elle pas
hippocratique ?

Méthodes d'exposition. — Tous les objets de la nature
se présentent à nous sous deux aspects ; 1° Dans l'état de
repos et avec tout ce qui appartient à leur forme, à leur
étendue, à leur poids, à leur situation respective, et
même à leurs élémens de composition et à leur structure.
Le mode descriptif, qui reproduit tous ces faits, est comme
eux synoptique ou panoramique. Il nous les représente
comme simultanés ; faits et description, tout est donc
semblable. 2° Mais ces mêmes objets peuvent aussi être
considérés agissans, et alors ou nous recherchons ce qui
se passe en eux lorsqu'ils se forment et se développent, ou
nous nous arrêtons exclusivement à l'action qu'ils exercent
sur les autres. Il en est même qui sont constamment agissans soit intérieurement ou extérieurement, tels que les
animaux. Cette scène mouvante d'effets successifs ne peut

plus s'accommoder du mode graphique qui ne nous montre dans un corps que le tableau panoramique de ses attributs co-existans. Le seul que l'on puisse adapter à ce nouvel état de choses est celui qui, considérant plus spéciale-ment les faits, dans la série de leur développement, devient successif comme eux. Tel est celui qu'on emploie dans toutes les sciences physiques. Quelque sujet que l'on veuille étudier dans la nature, on verra que la science qui s'en occupe, a toujours su le considérer sous ces deux rapports d'immobilité et d'action, en former deux branches distinc-tes et adapter à l'une et à l'autre un mode descriptif diffé-rent. Dans les minéraux, la minéralogie et la chimie pré-sentent cette différence et une méthode descriptive analo-gue. L'astronomie ne suit pas non plus les mêmes procédés que l'uranographie, et on a su les varier aussi pour la géognosie et la géogonie. Si l'on a bien fait de soumettre l'anatomie à la méthode graphique, il n'en est plus de même pour la physiologie. Ici il n'est plus question que de dire quels sont les actes de ces mêmes corps que dans la première on considérait en repos. Confondre ces deux genres de considérations et la manière d'en traiter, ce serait ignorer entièrement leurs sujets respectifs, et ce qu'ils présentent de distinct. Pourquoi est-ce donc cepen-dant que la pathologie générale, qui n'est que la physique des mêmes actes qui font l'objet de la physiologie, n'a été traitée qu'en tableaux énumératifs. Au lieu de grou-per les causes, les symptômes, les lésions organiques et les altérations humorales, et de les rassembler sous le rapport de leurs similitudes, pourquoi ne nous les avoir pas présentées comme des parties d'un événement morbide, et ne leur avoir pas donné la place qu'ils occupent dans cet événement ? Pourquoi enfin n'avoir pas fait une physique pathologique, au lieu d'une anatomie de lésions organiques et d'altérations humorales ? Quel secours veut-on que le praticien, qui ne voit jamais que des actions et des mouvemens, des causes et des effets, puisse faire d'un cadavre semblable ? Nous verrons les résultats de cette disposition des esprits, lorsque nous passerons en revue l'état dans lequel se trouvent les différentes branches de la médecine dans la faculté de Paris.

Rivalités et centralisation de la science. — Si vous me demandiez dans quels rapports de profession les facultés de médecine en France vivent entr'elles, je me croirais obligé de vous répondre que ces rapports sont conformes à tout ce que les bienséances et l'honneur de la science exigent. Serait-ce à moi étranger, et voyageant en France, d'aller divulguer le premier des discordes qui ne seraient pas devenues publiques; à plus forte raison, si j'étais venu *lui demander un domicile et un pécule?* Vous réfléchissez à toutes les conséquences désastreuses qu'aurait sur de jeunes esprits ardents et peu inquiets des résultats de leur exaltation, l'exemple de dissidences, de rivalités, de haines et d'hostilités. Que ne pourront-ils pas eux-mêmes si leurs maîtres, qu'ils doivent regarder comme sages et prudens, se laissent emporter à des passions haineuses et à des actes de vengeance ! Si les professeurs se déchirent entr'eux, si les facultés le font, quels égards devront-ils à ceux qui exercent de tels actes et ne savent même pas se respecter et respecter la profession ! Si ces procédés font partie de la science, ils sauront bien s'en nourrir, puis en emporter le souvenir en province, et en abreuver leurs confrères plus anciens qu'eux. La guerre intestine proviendrait donc de celle des professeurs et des écoles ? Tristes écoles ! Que deviendra lui-même dans ce conflit le public malade, et que pensera celui qui est bien portant d'une profession dont les membres se déchirent ? Tout fait donc aux facultés un devoir de conserver au moins entr'elles les apparences des égards qu'elles se doivent, quand l'éducation n'en rappellerait pas l'obligation, l'intérêt bien entendu devrait s'en charger. Le contraire serait un malheur pour les particuliers et pour la science elle-même.

Cependant, quelque senti que soit ce besoin, on sait quelles furent les rivalités qui existèrent anciennement entre les médecins et les chirurgiens, rivalités dont Richerand nous a fait le tableau, et dont son amour-propre, comme chirurgien, sut raviver les couleurs. Il se vengea sans prudence ni mesure, mettant en parallèle la certitude de la médecine et celle de la chirurgie, sans penser que dans les plaies, la solution ou la portion mécanique de la lésion n'en constitue qu'une bien faible partie, et que tout le reste consiste dans l'inflammation, acte tout vital sur lequel ses bandages et ses appareils, quelque artistement faits qu'ils fussent, n'avaient aucune prise ; qu'en outre toutes les autres maladies dont la chirurgie avait fait son domaine étaient vitales, et comme telles médicinales, qu'en conséquence partout ici le chirurgien était médecin. C'était donc contre lui-même qu'il dirigeait ses sarcasmes et leur venin. Le public l'a cru long-temps, et vénère encore, même lorsqu'il appelle un chirurgien dans une pleurésie, un chirurgien et non un médecin.

La chirurgie et la médecine, ayant été appelées à un même rang, et à un même titre, n'ont donc plus rien à débattre. S'il n'existe plus entre les membres de ce corps actuellement aucun sujet de discussion, l'état guerroyant qu'entretiendraient entr'eux les corps enseignans et académiques aurait de quoi surprendre beaucoup. Sur quoi est donc fondé celui qui a lieu en France? Étranger, et d'ailleurs peu apte à de telles observations, je ne puis rien vous en dire par moi-même. En conséquence, je vais en emprunter à l'*Esculape* le tableau rendu public par lui; il le doit bien connaître, puisqu'il a contribué à en entretenir et à en attiser le sujet.

Avant la révolution, la population de la France était beaucoup moins nombreuse qu'actuellement, et elle possédait 18 facultés de médecine qui vivaient en paix. Actuellement cette population est beaucoup plus considérable, elle ne possède que trois facultés, et il semble qu'elles devraient n'avoir rien à s'envier. Cependant, si l'on en croit l'*Esculape*, il n'en est rien. Il paraîtrait, d'après tout ce qu'il nous en raconte, qu'il y en a une beaucoup plus agissante que les autres, et qui permet que l'on ait le désir de la voir briller plus que les autres, et leur imposer son autorité et ses doctrines, si doctrines elle a. Dans cette intention, éloges, flatteries, comparaisons humiliantes, rien n'est ménagé.

Quoique l'*Esculape* soit rédigé par un *médecin étranger* à la Faculté de Paris, *et même à la France*, il n'en est pas moins dévoué à l'exaltation de la première. Attentions délicates, tribut de louanges, défense de la faculté envers et contre tous, d'un autre côté emploi sévère de sa férule contre l'un et contre l'autre particulier , gourmandes pour les autres facultés ; et même l'Académie royale , tout est mis en usage pour ses fins. Je ne m'arrêterai pas à ce qui regarde les particuliers pour lesquels il a des mouches qu'il dit ne faire que bourdonner , et qui enfoncent souvent un aiguillon acéré dans les chairs de la victime. MM. Frapart , Gerdy, Castel et d'autres médecins savent à quoi s'en tenir. Les pharmaciens en corps ont aussi dû recevoir les observations qu'ils méritaient. Réclamez pour eux , M. Chevalier, vous avez beau vous honorer d'être pharmacien , vous et vos confrères avez fait des pilules ! l'*Esculape* ne pensait certes pas en ce moment à certains pansemens appartenant à la médecine , beaucoup plus ingrats , et cependant souvent moins rétribués.

Ailleurs il fera parade des plus beaux sentimens ; il louera les actions les plus généreuses pour servir de règle de conduite aux autres et sans doute aussi pour lui. Quoi de plus beau que ce qu'il débite pour souhaits du premier de l'an 1840 ! « Les médecins , dit-il , qui se mêleront d'écrire et de parler sur leur science ne le feront que lorsqu'ils auront appris à comprendre l'importance de cette science. Le journalisme médical ne comptera plus dans son personnel que des hommes *compétens* et de *bonne foi* qui ne tremperont plus leur plume dans *le fiel.* 2 janvier 1840. L'*Esculape* n'a-t-il pas manifestement dans ses premières paroles l'intention de nous désigner les savantes dissertations sur l'humorisme , les maladies générales , la théorie de l'irritation de M. Dubois et tant d'autres systèmes qu'il soutient de toutes ses forces ? en lisant sa seconde sentence qui n'est forcé aussi de penser à MM. Frapart, Castel ,

Gerdy, et à cette pauvre Académie royale, et aux facultés inférieures en science et en délicatesse à celle de Paris ? Mais l'*Esculape* ne s'occupe pas seulement des pensées des médecins, il a aussi l'œil ouvert sur leurs actions, et rien de ce qu'ils font ne lui échappe. Voyez : l'ouvrage d'un médecin avait été envoyé dans les maisons après sa publication, laissé en dépôt, puis on en avait exigé le prix. L'*Esculape* trouve cela fort mauvais ; il se plaint même de ceux qui les donnent comme prime ou comme gratification ; 7 février 1840. Après cela, imitera-t-on ce journaliste qui envoyait aussi son journal chez les particuliers qui ne l'avaient pas demandé, puis tirait des mandats sur eux ? Voudra-t-on encore imiter cet autre journaliste qui offrait à ses abonnés comme prime la pathologie générale de M. Chomel, du prix de 7 francs ; et son propre ouvrage du prix de 6 francs, ensemble 13 francs, qui déduits du montant de son journal, descendu de 30 francs à 25, le réduisaient au prix très-modeste de 12 francs, sur lesquels il fallait encore prélever les frais de timbre et de poste ? Dites actuellement que si l'on sait faire de beaux sentimens, on ne sait pas débiter sa marchandise ! Après cela, je le demande avec l'*Esculape* à l'Académie : pourquoi a-t-elle un bulletin sans abonnés ? 2 janvier 1840. Sait-elle le jeter au nez des gens, ou l'envoyer dans leurs maisons, ou y joindre enfin une prime ?

Mais laissons de côté les particuliers et occupons-nous des facultés et des sociétés académiques.

Il est, dit l'*Esculape*, une école qui à la faveur d'une *mansuétude habilement dictée par l'intérêt*, tend à fixer avec la clé des épreuves faciles, l'incertaine volonté des élèves et les écus de leur tribut annuel; 2 mai 1840, feuilleton. Quel art et quel esprit dans cette annonce! et que ces mots *mansuétude* et *zèle* peignent vivement d'une part l'hypocrisie que l'on prête à cette école, et de l'autre la force avec laquelle elle étreint ceux qu'elle a attirés dans ses filets! Puis quelle avidité! C'est tout un tableau : il me semble voir une troupe de flibustiers se partageant les produits de leur embuscade. Mais quelle est cette faculté ? Serait-ce celle de Paris ? Il n'a garde de le penser, car il n'a pas assez de louanges pour la recommander. Seraient-ce celles de Montpellier ou de Strasbourg ? Il ne les nomme pas, mais ce qu'il en dit semblerait le faire croire. « L'état peu florissant des écoles de Montpellier et de Strasbourg. » 2 mai ; feuilleton. Il a bien l'attention d'indiquer aussi le petit nombre de leurs étudians, et de le mettre en comparaison avec celui qu'attire la RENOMMÉE et la CÉLÉBRITÉ méritée de celle de Paris. Il n'examine point si cette ville a une population considérable qui suffit seule pour fournir un grand nombre d'étudians, comme on le voit à Lyon et à Toulouse, si elle est entourée de départemens, auxquels il serait dispendieux et désagréable d'envoyer leurs enfans aux extrémités opposées de la France; si Paris est un centre d'affaires, d'intérêt, d'où s'ensuivent des relations plus commodes, plus fréquentes et moins coûteuses; et enfin mille autres raisons tout-à-fait étrangères à la science et à la CÉLÉBRITÉ de la faculté de médecine.

Il fera bien encore entrer en considération le nombre respectif des professeurs. Eh oui! on s'est bien donné de garde de traiter les facultés de province comme celle de Paris, et elles ne doivent qu'à leur mérite et à leurs travaux l'éclat dont elles brillent. Voyez l'aveu qu'il en fait lui-même ailleurs sans s'en apercevoir. Après s'être plaint de la confiance que le public de Paris a pour les professeurs de l'école ; il ajoute : « Cette confiance serait presque toujours sûre de bien choisir, si les professeurs s'occupaient davantage de leurs devoirs, de leur enseignement. On dirait presque qu'ils comptent sur l'ignorance des élèves pour CONFISQUER A LEUR PROFIT LA PRATIQUE ET SES GROS REVENUS. Sans doute cette plaie EST CIRCONSCRITE DANS LA VILLE DE PARIS » 2 juillet 1840, feuilleton. Après avoir entendu une vérité de cette importance, jeunes gens, accourez à Paris pour y chercher de l'instruction !

C'est toujours avec une force semblable d'argumens, et surtout une conséquence qui ne se dément jamais que l'*Esculape* fait son chemin, et renverse tous les adversaires. Après avoir discuté la délicatesse des deux écoles de Montpellier et de Strasbourg, il va s'en prendre à leurs doctrines. C'est surtout à celle de Montpellier qu'il s'arrétera de préférence, parce qu'il la regarde comme la plus redoutable, et il lui reproche son spiritualisme ; 2 juillet 1840.

Eh ! non, Esculape, si vous me permettez de vous le faire observer, l'école de Montpellier est l'adepte de Van-Helmont, dont l'archée n'était que la dénomination métaphorique de l'irritabilité et de ses jeux. Si elle a admis quelques idées de Stalb, ce sont celles que ce médecin paraissait avoir empruntées à Van-Helmont. Comment, au milieu de toutes les doctrines qui ont agité la médecine, n'aurait-elle pas fait choix de cette belle théorie, qui renversa l'hippocratisme et ses croyances humorales, ainsi que sa désastreuse expectation ; enseigna que la maladie est une fureur, qu'elle détruit la vie , et qu'il faut la combattre , prépara l'établissement de l'irritabilité , de l'irritation et des sympathies , ou pour mieux dire fut la source de toutes les théories que la médecine possède actuellement ; et enfin y introduisit au grand avantage de l'humanité une médicamentation active , fondée sur les lois de l'économie , et dirigée par elles.

D'après cela , convenons-en , il n'était guère possible de s'imaginer que la faculté de médecine de Montpellier se décidât à abjurer ses croyances , et vint se mettre sur les bancs de celle de Paris. Si encore l'hippocratisme , dont s'énorgueillit cette dernière faculté , était celui de son auteur , celui que les Duret et les Baillou ne cessaient de commenter , elle eût peut-être pu lui rendre un respectueux hommage , dû aux difficultés du temps , où il prit naissance , et au génie de son créateur , mais le nouveau n'a plus rien de semblable à celui primitif , ni à celui des Duret et des Baillou. Qu'est-ce que cette robe dont les nouveaux enfans d'Hippocrate ont recouvert leur père , et dans laquelle il l'ont étouffé au moyen de l'homœopathie et de toutes les substitutions , rêverie sans égale qui née en Allemagne , en a été aussitôt repoussée ; de la spécificité des maladies , cette autre rêverie , empruntée à Hunter et à ses compatriotes , avec ses cent mille affections , et enfin de cent autres doctrines de même force et de même valeur ? Tout en caressant hypocritement le père de la médecine , la faculté de Paris l'a donc réellement chassé de son sein pour se substituer à sa place.

Serait-ce donc la raison pour laquelle la faculté de Paris

se serait crue offensée par celle de Montpellier, et la cause de la rivalité que l'*Esculape*, ce journal si fidèle au but de son institution, dit exister entre ces deux facultés ? Celle de Montpellier, contente de sa gloire et de ses théories, n'ayant rien à envier sous ce rapport à celle de Paris, abandonne facilement à cette dernière ses croyances et ses doctrines versatiles, toujours prêtes à se diriger du côté où la tourne le premier vent qui souffle ou de l'Angleterre, ou de l'Allemagne, ou de l'Italie, n'ayant de fixe que le pivot de son domicile, autour duquel circule sans cesse la plaque où viennent souffler tous les vents de l'atmosphère. Incapable de penser, elle accepte volontiers.

Alors débattez-vous, *Esculape*, criez contre la faculté de Montpellier, vous avez des raisons pour en agir ainsi. Oui, vous vous trouvez blessé de sa noble attitude et de l'éclat de ses lumières, il faut l'anéantir. Qu'est-ce que ce journal n'a point exprimé dans ce sens ? Que n'a-t-il point écrit au Ministre de l'instruction publique, sur l'esprit duquel il croit avoir quelque influence, du prétendu antagonisme de d'école de Paris et de celle de Montpellier, et de leurs camps ennemis ? 2 mai 1840. Que n'ajoute-t-il pas ailleurs ? « L'école de Montpellier tient rigueur à l'école de Paris ; depuis long-temps ces deux centres d'instruction médicale sont ligués l'un contre l'autre, et vous voudriez affaiblir Paris pour voir mieux prospérer Montpellier. Voilà donc où la partialité vous entraîne, à nier la nécessité d'une CENTRALISATION NÉCESSAIRE. » 17 juin 1840.

Le voilà donc ce projet dès long-temps conçu, pour l'exécution duquel tous les efforts sont réunis, et dont le moindre obstacle offert par qui que ce soit devient un sujet d'irritation, fait enfanter les suppositions les plus singulières, et entraîne aux actes les plus extraordinaires ! *L'Esculape* est donc bien intéressé au nouvel ordre qu'il invoque pour y employer autant d'efforts ? Il a peur qu'il ne réussisse pas, il écrit à ce sujet lettre sur lettre au Ministre de l'instruction publique. Dans une troisième dont copie est déposée dans son n° du 2 juillet 1840, il reproduit tous ses dires et raisons, prête de nouveau à l'école de Montpellier des intentions, peint les deux écoles dans un état de guerre ouverte, revient à son idée favorite, l'unité doctrinale, et n'entrevoit rien de mieux pour cela QU'UNE SEULE FACULTÉ, p. 147. Dans ce but il rappelle la grande époque de l'ancienne université de Paris, *cette féconde mère des arts et des sciences en Europe*, admire son organisation ; elle centralisait, dit-il, les forces de l'enseignement, et formait par conséquent la glorieuse capitale du savoir. « Elle avait l'avantage inappréciable de *l'unité doctrinale*. Ainsi, si quelques *grandes intelligences faisaient schisme* aux dogmes de l'école, l'autorité supérieure réglait les dissidences, *dominait les récalcitrans*, et tout rentrait dans l'ordre, c'est-à-dire *dans la foi universitaire*. » 2 mai 1840. Après cela il s'écrie ! « Ne faudrait-il enfin *qu'une seule faculté pour le bien de la science, et de ceux qui la cultivent ?* »

On ne peut rien voir de plus naïf et de plus sincère ; il est beau et grand ce projet ! S'il est mis à exécution, il annonce de beaux événemens. On ne sait ce qui étonne le plus en lui ou des choses qui y sont annoncées, ou de la position que garde la faculté de Paris en face de la publicité dans un journal qui lui est entièrement dévoué.

Les choses, les voilà telles qu'elles y sont déclarées : la *crainte des grandes intelligences*, le *désir de les étouffer*, et conséquemment l'*obscurantisme*. Dans l'appel d'une unité doctrinale, et l'anéantissement des schismes aux dogmes de l'école, qu'y a-t-il de plus clair que la volonté fermement exprimée de faire prévaloir une doctrine d'élection, et de ne pas permettre qu'il y soit porté la moindre atteinte ? Mais quelle serait cette doctrine, la centralisation que l'on réclame la fait assez connaître. Quant aux personnes auxquelles les droits attribués à cette centralisation seraient dévolus, on ne peut s'y méprendre non plus, car comme elle ne pourrait avoir lieu qu'à Paris, ce sont donc les membres de cette faculté qui en seraient investis.

Magnifique conception, et que de germes elle contient ! Adieu les facultés de Montpellier et de Strasbourg. Dès-lors poursuite sévère de ces mauvais génies qu'on nomme grandes intelligences ! Dès-lors plus de changemens dans la science, plus de progrès, ils sont inutiles, puisque la science est complète ! Dès-lors règne de l'hippocratisme, la théorie favorite de la faculté de Paris, mais commenté par Galien, et augmenté par MM. Chomel, Andral et Trousseau ! Dès-lors auréole étendue, et plénitude de pouvoirs pour la faculté de Paris !

Heureuse France, si ce projet venait à recevoir son exécution ! Admirable pays de liberté et de science, étonnant exemple d'une université qui pourrait à son gré étouffer corps et pensées. Heureux médecins, vous-mêmes allez, vous n'aurez plus besoin ni d'employer vos veilles à faire des recherches ni à écrire. A quoi bon tout cela ? Il y aura une université qui se chargera de tout faire, ou plutôt, tout étant fait, qui sera la fidèle dépositaire de tous les oracles. Des changemens, on n'en veut aucun, on les craint même. Penseriez-vous comme l'université, c'est inutile de le dire; penseriez-vous autrement, ce serait une injure à l'université, qui, dans sa sagesse, fera de vous ce qu'elle ferait des grandes intelligences, et saura bien vous réduire à la foi universitaire. Si une autre fois il paraissait encore en France un fléau semblable au choléra asiatique, et tout aussi inconnu, même d'elle; eh bien ! l'université hippocratique n'aura besoin de l'avis de personne, et affublée de sa robe, couverte noblement de sa toque, elle saura bien prendre contre le fléau une décision à laquelle vous et lui devrez vous soumettre. Pouvez-vous douter de la capacité de ceux sous lesquels on vous rangera? Eh ! leurs livres ne sont-ils pas assez connus? Dormez donc en paix, esprits superbes qui croyez avoir le droit de penser. Vous aurez pour vous distraire et régler vos méditations un bulletin des décisions de la très-savante et révérendissime université. — Y a-t-il des petites-maisons à Paris ?

Mais j'y réfléchis : si cette annonce n'était que le prospectus d'un projet plus étendu, qui dût un jour comprendre toutes les hautes sciences, et dont on désirerait faire l'essai sur la médecine, dès-lors elle deviendrait beaucoup plus importante.

Actuellement, quelle est la position que la faculté de Paris garde devant une déclaration aussi formelle dans un journal qui rend un compte exact de tous ses actes, et reçoit le dépôt des travaux de ses membres? Est-ce elle qui a soufflé ce projet ? Si elle ne l'a pas fait, ou si elle ne veut pas passer aux yeux de ses confrères pour l'avoir fait, com -

ment n'a-t-elle élevé aucune réclamation tendante à faire penser qu'elle y est étrangère? Elle serait donc prête à en accepter les bénéfices, s'il venait à recevoir la sanction de l'autorité, et dès lors elle recevrait sans aucun refus les honneurs que l'on invoque pour elle, et avec eux les attributions pécuniaires qui y seraient de droit attachées?

Quoiqu'il en soit, il n'y a que le temps qui puisse mettre à nu le résultat de tout ce dont nous venons de parler. Toutefois n'omettons pas de dire combien d'autres faits concourent à augmenter les présomptions, et poursuivons le récit de plusieurs autres choses que je vois publiées par l'*Esculape*.

Contre l'école de Strasbourg ce sont d'autres armes; on ne lui demande point compte de ses théories comme à celle de Montpellier; aussi ne l'accuse-t-on pas de placer la médecine dans les invisibles régions où les humaines investigations ne sauraient atteindre : 2 juillet 1840. C'est ainsi qu'on appelle les recherches sur le principe vital, ou pour mieux dire sur l'irritabilité dont la faculté de médecine de Paris ne veut pas entendre parler. Celle de Strasbourg n'a aux yeux de l'*Esculape* ni force ni vertu, c'est la plus faible des trois. Il lui accorde néanmoins l'éclectisme, c'est-à-dire le don de réunir toutes espèces de doctrines disparates. Cependant, s'il en faut croire l'auteur des élémens de matière médicale et de thérapeutique ci-dessus cités, ce serait par là, au défaut de tout corps de doctrine, que brillerait principalement l'école de Paris, ce qui ne serait pas un petit éloge pour celle de Strasbourg. Au reste quelles autres attaques l'*Esculape* ne s'est-il pas permis contre elle? Il lui a objecté le petit nombre de ses professeurs, ce qu'elle a été obligée d'accepter; celui de ses élèves, qui dépend de sa faible population. Ainsi assaillie, que deviendra-t-elle, surtout devant une autre faculté, plus puissante qu'elle, et plus proche des autorités; devant une faculté qui aspire aux moyens d'imposer son pouvoir et ses doctrines? Il fallait commencer, et Strasbourg a été déchu du droit qu'elle croyait avoir, comme les autres écoles, de nommer ses professeurs. Deux chaires étant devenues vacantes dans son sein, une décision du Conseil royal de l'université a conféré ce droit à la faculté de Paris.

Qu'a donc fait la faculté de Strasbourg pour mériter cet affront, et qui a pu susciter au Conseil royal un acte aussi sévère? Tel est le résultat de la position des autorités qu'elles se composent toujours de personnes appartenant aux lieux de leur résidence, et qu'elles en acceptent souvent, sans s'en apercevoir, tous les préjugés, toutes les passions.

Quel que soit d'ailleurs l'auteur de cette insinuation, juste ou injuste cette décision frappera à jamais l'école qui en a été l'objet d'une déconsidération dont elle aura peine à se relever, car ou on lui conteste les lumières et la capacité nécessaires pour faire le choix des sujets dont elle a besoin, ou l'on juge mal de sa délicatesse et de son honneur. D'ailleurs toutes les insinuations sont fournies à cet égard avec la décision du conseil de l'université au public non instruit des causes de sa flétrissure. Ses lumières, nous n'avons point cherché à savoir ce qu'elles étaient, mais son existence nous rappelle des preuves que chacun de ses membres a dû en donner. D'ailleurs n'est-elle pas éclectique comme celle de Paris? Quant à celles des doctrines dont cette dernière école a fait choix, ce serait un sujet piquant que d'en présenter le tableau, et de les mettre en comparaison avec celles de Strasbourg. Quant à sa délicatesse, qu'est-il donc survenu dans le sein de cette dernière faculté qui ait pu attirer des soupçons sur elle?

Un de ses membres, dit-on, a cédé au népotisme, et deux ou trois autres lui ont prêté les mains. C'est une faute, il est vrai ; mais comment nommera-t-on et comment trouvera-t-on l'action d'un professeur d'une faculté ou d'une faculté entière qui voudrait abaisser les autres sous sa verge ; qui permettrait sans réprimande ou réclamation, exigée au moins par la bienséance ou les égards qu'on se doit réciproquement, toutes les calomnies ou dépréciations commises par d'autres à son bénéfice ; qui est peut-être prête à en profiter, et le fera aussitôt que l'occasion s'en présentera ? Que pensera-t-on de la faculté qui accorde un diplôme de capacité à un aussi grand nombre de médecins, praticiens, auteurs, académiciens, que l'*Esculape* dit en être peu dignes ? Que dirait-on si elle recevait dans son sein des professeurs dont les doctrines sont manifestement fausses, les promulguait au grand détriment de l'humanité, puis n'admettait au doctorat que ceux seuls qui ne savent que répéter ce qu'elle professe, ou, si éprise de passion pour elles, vraies ou fausses, elle les opposait à tort ou à raison comme les seules bonnes à celles des autres facultés? Appelez cela népotisme, philogéniture, entêtement, despotisme ou autrement, qu'importe le nom ? Quelques droits et quelque mérite que cette faculté s'accorde si cordialement, en est-elle moins justiciable du public qui la solde, en reçoit les éclaboussures, et la juge sur ses œuvres patentes ? Je pense que, dans l'intérêt de son honneur et de sa considération, cette faculté ferait mieux de moins crier, et de faire moins de publications. Le public incertain de ce qu'elle vaut et de ce qu'elle pense, aurait plus de respect pour elle.

Mais pourquoi tant de digressions, revenons à la faculté de Strasbourg et poursuivons le détail de ses torts. Dans l'intention de son népotisme et de sa faiblesse, a-t-elle enfreint quelque article réglementaire? Pourquoi le Conseil royal, au lieu d'un acte public qui fait planer sur elle tant de soupçons peu mérités, lui enlève pour toujours toute considération, et la place sous la verge d'une autre faculté, n'a-t-il pas lancé un de ces arrêts de famille secrets, qui la rappelât à la volonté de la loi, et l'obligeât sans bruit et sans éclat à ses obligations?

Quoiqu'il en soit, si la faculté de Strasbourg n'a plus aucuns droits de nommer ses professeurs, si on soupçonne qu'elle est dépourvue de la capacité ou de la délicatesse nécessaires pour cela, comment la laisse-t-on encore continuer des cours, et recevoir des médecins? Pour les uns et pour les autres, les mêmes qualités sont nécessaires. Il faut donc l'anéantir, il n'y aura plus que deux facultés en France, et l'on verra si celle de Montpellier aura assez de puissance pour résister. Déjà cette faculté n'est pas en grande odeur de sainteté, elle a le grand tort d'être helmontiste, c'est-à-dire d'avoir une théorie différente de celle de Paris, qui est hippocratiste; premier soupçon d'incapacité. Attachée à une théorie, elle en a le sentiment et le népotisme, et il est à croire qu'elle ne voudrait pas d'un hippocratiste. l'*Esculape* ne craint pas d'avouer en effet que cette école est trop fière de ses doctrines pour s'asservir à celles de Paris, que l'on sait être dépourvues de vérité et de logique; d'ailleurs formées éclectiquement, ou plutôt syncrétiquement plutôt que d'après l'observation de la nature; et conséquemment remplies de lambeaux contrastans, dans lesquels on aperçoit avec étonnement tout ce qui appartient à la médecine la plus antique, joint à toutes les effluves repoussés de l'Allemagne, de l'Angleterre et de l'Italie, et apportés par les vents qui soufflent de ces contrées. Autre sujet de mécontentement grave; conséquemment que de raisons pour l'absorber dans les pouvoirs d'une université d'où sortiraient tout faits les statuts de la médecine, ce que chaque particulier et chaque faculté doit penser sur son compte, et imposerait à tous une même face et un même jargon! La Chine! La Chine!!

Mais dans cet état de choses, que ferait-on de l'Académie royale, qui se croit investie de la confiance du gouvernement, et comme telle si incommode au développement des tendances et des efforts de la faculté de Paris? C'est à elle que s'adresse le gouvernement lorsqu'il a besoin d'un avis. Il l'a consultée sur le choléra, et elle a fourni sur cette maladie un mémorable rapport que tout le monde connaît, et a été à même d'apprécier; elle reçoit à chaque instant de nouvelles communications qui, avant son érection, étaient adressées à la faculté de médecine; elle impose même à celle-ci l'obligation de recevoir un certain nombre de ses membres pour juges à chaque concours d'une chaire vacante, car enfin il faut bien le dire de cette faculté, on l'a crue aussi capable de népotisme, ou d'esprit outré de corporation; et c'est dans l'intention de contrebalancer l'un et l'autre sentiment, que l'on voit, dans l'*Esculape*, un extrait de l'ordonnance rendue à cet effet par M. de Broglie en 1830, ordonnance d'ailleurs rendue obligatoire pour toutes les facultés. Certes tout cela est bien injuste ; mais en attendant qu'un meilleur temps arrive, et que la faculté de Paris puisse se débarrasser de toutes ces entraves, l'*Esculape* emploiera tous ses moyens pour détruire ces obstacles déshonorans, et dans ce but il ne croit rien faire de mieux que de lancer contre cette pauvre Académie des estocades assez répétées, qu'elle souffre patiemment dans la crainte de ses mouches, car si elles ont du miel pour la faculté, ces mouches, elles ont aussi du venin pour d'autres, et qu'est-ce qu'il n'a pas commencé à dire !

L'Académie a refusé de recevoir M. Leroy d'Etioles, un spécialiste ; elle en a refusé d'autres, elle craint les lumières et les hommes spéciaux. S'il rend compte de ses séances : « Toute discussion académique n'est que du *parlage*. Ne cherchez ni controverse animée, ni polémique utile, ni résultat, ni jugement. (Il ne se rappelle plus de la théorie de M. Dubois d'Amiens sur l'irritation, et du discours de M. Bousquet sur l'ontologie, les maladies générales et le traitement des maladies, qu'il dit avoir mérité l'admiration de l'Académie et la SIENNE propre !) Ce n'est pas la première fois que l'Académie a prouvé combien peu elle était familière avec les questions *tant soit peu élevées* de notre science (aveu de ses lumières, et acte de bienséance.) Demandez au plus grand nombre de ces HONORABLES, VIEILLIS DANS L'EXERCICE DE L'ART, et si fiers de leurs titres de praticiens, (un peintre l'est aussi) ; demandez par quelle voie, par quels moyens on peut instituer un principe général en médecine ? Quoi vous voulez discuter sur les principes

généraux ; et VOUS NE SAVEZ PAS SI VOUS AVEZ UN SEUL PRIN-
CIPE ; VOUS NE SAVEZ PAS MÊME SI VOUS AVEZ UNE SCIENCE ! Il
est incroyable qu'une compagnie composée d'hommes graves
ait consacré deux séances à discuter sérieusement ce qu'il
faut entendre par ontologie en médecine, et encore si elle
nous l'avait appris, mais ELLE NE LE POUVAIT. » Extrait lit-
téral de l'*Esculape*, 19 novembre 1840. Voilà ce que l'académie est obligée de s'entendre dire, et ce qu'elle écoute
avec humilité de ceux mêmes auxquels elle ouvre ses portes.
La bonne Académie ! Quelle est donc l'utilité de ce corps !
Autant le renverser aussi. Cependant, après cet acte, qui
recevra les communications du gouvernement sur les questions de salubrité publique ? Qui rédigera les mémoires sur
le choléra ou autre maladie ? Nous aurons là-dessus des
arrêtés de l'université et de l'hippocratisme. Allez, malades
de la province, chercher des secours à Paris, c'est là que
sont les temples d'Hygie et d'Esculape ; médecins de province, adressez aux dieux de ce pays des mémoires sur les
cas qui vous embarrassent !... Vous tous qui avez besoin de
secours ou de lumières, accourez à Paris. C'est une ville
renommée par la science de ses praticiens ; jugez-en par
ce qu'en pensent ceux qui sont à ce foyer. Mais atten-
dez ; les aveux que vous avez lus ne sont pas les plus beaux
encore, l'*Esculape* va mettre en scène les membres de
l'Académie, et leur faire jouer la farce de Diafoirus et Tho-
mas Diafoirus dans le ballet du *Malade Imaginaire* de
Molière. Elle est rapportée tout au long dans son numéro
du 10 janvier 1841. Quant à nous nous ne savons que penser de toutes ces mascarades médicinales dans la ville de
Paris.

Voilà donc comment l'*Esculape* entend les bienséances. En vérité, qui ne se sent blessé pour l'Académie des atteintes de cette brutalité inconsidérée qui ne s'attaque pas seulement aux faits de la science, mais ridiculise encore les personnes, et de l'abnégation entière de tout sentiment dans ce corps qui lui ferme les yeux sur l'affront présent, et ne cesse d'ouvrir ses portes aux mêmes personnes pour d'autres affronts à venir? S'est-il élevé dans ce corps une seule réclamation contre les auteurs de ces actes? Aucune, je crois, puisque l'*Esculape* a continué comme par le passé à assister aux séances de l'académie, et à en rendre compte. Je ne croyais pas en vérité, avant ce moment, que les choses se passassent ainsi à Palerme, et qu'on pût trouver à Paris quelqu'un qui pût en renouveler les scènes.

Que penser de cette suite non interrompue d'actions toutes inqualifiables? Existe-t-il un projet de changement? Mais il ne pouvait être plus mal conçu, ni placé en des mains moins capables de le faire réussir. Tout est contradictoire dans celui qui en est l'instrument. S'il fait étalage de belles pensées et de règles de conduite, ses actions n'y répondent plus. Veut-il inspirer de la confiance dans la médecine de Paris, aussitôt il en déprécie tous les membres. Cherche-t-il à favoriser un corps aux dépens des autres, il y emploie les moyens les moins délicats. Dans tout ce qu'il exécute il est inconséquent, car le plus grand nombre des professeurs de l'École de Paris, faisant partie de l'Académie, et cette société étant même présidée actuellement par un d'eux, l'École se trouve nécessairement comprise soit individuellement, soit collectivement dans ses sarcasmes. En Allemagne, on raisonne et l'on agit tout autrement. Ici tout le monde a le sentiment de sa dignité, et est fermement persuadé que pour en communiquer aux autres la conviction, il faut commencer par la posséder.

— 184 —

trement. Ici tout le monde a le sentiment de sa dignité, et est fermement persuadé que pour en communiquer aux autres la conviction, il faut commencer par la posséder.

LETTRE VI.

Coup d'œil sur les théories de la faculté de médecine de Paris.

Tout ce que je vous ai écrit dans ma dernière lettre vous étonne. Vous ne concevez pas, me dites-vous, ce qu'est une science sans système ni théorie. Vous me représentez qu'un recueil de faits, entassé sans ordre et sans aucune indication de leurs rapports, ne constitue rien de scientifique, et n'a aucune utilité réelle, si ce n'est pour quelques esprits qui n'ont d'autres désirs en les lisant que de satisfaire une curiosité sans but; qu'une telle instruction ne peut-être celle du médecin qui, toujours en présence d'une série de faits divers qui se pressent et s'engendrent les uns les autres, et obligé d'intervenir activement sur eux, a toujours besoin d'en connaître la filiation. Vous en déduisez qu'il paraîtrait que les médecins français n'auraient pas la croyance que la médecine est une science, et vous pensez que, si le public juge d'elle comme ses adeptes, et accepte leurs convictions, il n'est point étonnant qu'il la regarde comme un fatras, et ses membres comme des empiriques, semblables à ses commères. Vous ne pouvez, ajoutez-vous, qu'être surpris de ce qu'il y ait des médecins qui aient d'eux-mêmes et de leur science assez mauvaise opinion pour se ravaler à ce point, et fournir autant de témoignages au droit que le public croit avoir de lancer des sarcasmes contr'eux, ainsi qu'au peu de confiance qu'ils lui inspirent. Cependant vous pensez que ce que disent ces médecins ne doit être accepté que pour eux, et que cet aveu de leur ignorance est une preuve irrécusable de leur peu d'érudition, ou de la mauvaise direction donnée à l'enseignement par la faculté où ils ont étudié.

Vous n'êtes pas moins surpris de ce que je vous ai dit des discordes qui existent entre les principaux corps de la médecine en France. Elles vous désolent tout à la fois tant à cause de la passion qui les anime qu'à raison des résultats qui en passent dans l'esprit des élèves, et viennent s'offrir aux yeux du public, dont la malignité ne manque pas de les rapporter ou à un amour propre blessé, ou à des sentimens de vengeance, ou à des désirs ambitieux, et d'être persuadé que, pour des personnes ainsi animées, la science n'est plus que celle que leur présente leur passion. Là, dites-vous, il puise amplement et à bon droit des sujets de dérision pour les acteurs de la farce et pour leurs amulettes.

La bénignité de l'Académie vous amuse. Vous vous taisez sur le coup d'autorité porté sur l'une des facultés, mais vous riez aux éclats de l'érudition des corps, et de la liberté qu'ont les auteurs français pour le plagiat. Vous laissez au temps, après tous ces événemens, à décider ce que la médecine deviendra en France.

Cette suite d'inconséquences ne vous détourne cependant pas du projet que vous avez formé de connaître la médecine française. Loin de cela vous n'y trouvez qu'un motif de plus de le voir réaliser, parce que vous pensez trouver en elle l'empreinte de l'esprit qui a dirigé ses membres dans ce que je vous en ai déjà raconté, et vous me renouvelez l'invitation d'y joindre le jugement que ma présence sur les lieux me met, dites-vous, plus à même de porter sur elle.

Vos désirs vous ferment les yeux sur les difficultés du sujet, et sur le travail auquel il m'oblige. Cependant je ferai tout ce qui dépendra de moi, et apporterai en tout l'exactitude dont je suis capable. Mais je ne m'arrêterai qu'aux sujets généraux de la science. Quant au jugement, je vous l'ai dit, ce ne sera pas le mien que je vous donnerai, mais celui qui me sera dicté par les médecins dont je vous ai rappelé les noms, en faisant l'histoire des sectes qui ont si utilement servi la science par leurs discussions et leurs découvertes.

Dans l'intention de mettre de l'ordre dans ce travail, je le soumettrai aux divisions adoptées par la science.

PHYSIOLOGIE.

La physiologie est la description de l'homme dans l'exercice normal de sa vie. Bien différente de l'anatomie, qui ne considère dans ses organes que leur structure et leurs qualités, elle ne porte sur ces sujets qu'une attention proportionnée au besoin qu'elle en a pour l'explication de ses phénomènes, et s'attache surtout à ces derniers, et aux mouvemens dans lesquels ils consistent.

Mais ces mouvemens peuvent être, pour le physiologiste, le sujet de deux genres de considérations différentes.

Après avoir reconnu l'ordre qui existe entr'eux, il peut les considérer dans leurs organes, les décrire successivement, abstraction faite de tout ce qui est propre au matériel, tels que la composition, la structure, la forme et tous les autres attributs des organes, et abstraction nouvelle du principe de la vie des ressorts qui les animent, ainsi que des causes qui les mettent en jeu, et de leurs effets immédiats, voilà pour nous la *physiologie spéciale*, c'est celle de tous les ouvrages actuels de cette science en France.

D'un autre côté, il peut rechercher ce qui est commun à l'économie entière. Ici nous rangeons le principe de la vie et tout ce qui lui appartient, la manière dont il se manifeste dans l'homme et chacune de ses parties, les actes immédiats qu'il y produit, les rapports de ces actes avec les grands actes fonctionnels de chaque organe, qui font l'objet propre de la physiologie spéciale, les causes ordinaires de son exercice, ou autrement les influences vitales, dont l'absence entraîne celle du principe ; les causes accidentelles, ou celles dont le principe peut se passer, et qui deviennent si souvent pour lui des raisons de perturbation, les modifications d'intensité qu'il reçoit des unes et des autres ; leurs résultats sur ses actes primitifs ou vitaux et sur les secondaires ou fonctionnels, et par suite la nature et les effets des lésions ou autrement des maladies et des médications qu'il en éprouve. Passant ensuite à l'ordre et aux rapports que conservent les grands appareils en lesquels se partage le corps humain, il examine la nature de leurs actes et leurs résultats, leurs moyens d'union et leurs conséquences. Ce sont tous ces sujets, composant proprement ce qu'on appelle la *vitalité*, qui forment le domaine de la *physiologie générale*, et dont j'ai traité dans ma 4ᵉ lettre.

Ces deux genres de considérations ont leur résultat particulier. L'un, celui de la physiologie générale, arrêtant notre esprit à tout ce qui constitue le mécanisme général de la vie de l'homme et aux rapports qu'il entretient avec les corps extérieurs, nous fait connaître le mode de son existence. Il nous trace les lois générales de sa vie, celles de son état normal, de son hygiène, et de la nature générale de ses maladies. L'autre au contraire nous fait entrer dans son intérieur pour en examiner les actes particuliers ou fonctionnels, reconnaître la place de chaque maladie ou de chaque médication, et leurs symptômes particuliers. Ce qui, avons nous dit, fait le sujet de la physiologie. Nous allons dire un mot de celles de ces dernières connaissances que l'on possède, et que l'on professe à la faculté de Paris. Nous avons, pour nous diriger dans ce travail, un ouvrage reconnu et adopté par elle. C'est donc sur lui que nous appuierons tout ce que nous allons dire.

Comme tous les ouvrages actuels de physiologie qui existent en France, celui qui appartenait primitivement à Richerand, et a ensuite été augmenté par un professeur de la même école, s'est particulièrement attaché à décrire la série et le mécanisme des actes fonctionnels, ou autrement du jeu particulier à chaque organe. Sous ce rapport, il laisse peu de chose à désirer sur tout ce que les expérimentateurs français et étrangers ont pu dire. Si quelques actes fonctionnels sont encore accompagnés de quelque obscurité, on ne peut l'attribuer à ces auteurs. Quand ce qui reste à savoir ne parviendrait jamais à notre connaissance, qu'est-ce qu'il en résulterait autre chose qu'une lacune dans les notions relatives à une ou deux fonctions individuelles, ainsi qu'au siège et aux symptômes d'une ou deux maladies ou médications? Car quant à la nature et au caractère de celles-ci, les symptômes et les autres actes concomitans en donnent suffisamment l'indication.

Quant aux sujets qui forment le domaine de la physiologie générale, nous ne pouvons pas en dire autant. A l'exception de quelques notions rares, courtes, et fort insignifiantes, on peut dire qu'il y a ici absence complète de tout ce qui est relatif aux grands actes de la vitalité de l'homme, et à ses rapports avec ce qui l'entoure ; les auteurs de la physiologie, professée à l'École de Paris, n'ont vu en lui qu'un être isolé, dont ils ignorent les ressorts, par cela même vivant spontanément, et entièrement indépendant de ce qui l'entoure, et c'est dans cet état qu'ils l'ont décrit. On n'y aperçoit absolument rien sur le principe vital ou l'irritabilité (*) et ses actes immédiats, communs à tous les organes, ni sur les influences extérieures qui en entretiennent l'exercice, ni sur les modifications qu'il en reçoit ; la zoonomie enfin et ses grandes lois y sont entièrement ignorées. Telle est la direction des esprits à Paris que l'on croirait faire de la théorie et des systèmes en

(*) L'irritabilité n'est pas, à proprement parler, la même chose que le principe vital, mais le phénomène par lequel il se manifeste. Si cependant on s'est quelquefois servi du premier mot pour désigner le principe vital, c'est comme le font les physiciens et les chimistes lorsqu'ils emploient pour indiquer le principe de la gravitation et de l'affinité ces deux derniers mots qui n'expriment réellement que la tendance des corps vers la terre ou à se combiner ensemble, ainsi que l'acte en vertu duquel ils l'exécutent.

traitant ces sujets, et c'est comme tels, ou comme tenant au spiritualisme qu'on les a abandonnés à l'école de Montpellier, qui faisant marcher de pair la physiologie générale et la physiologie spéciale, s'est ainsi procurée des bases certaines pour toutes les parties de la médecine. On y prendrait aussi pour Browniste out médecin qui oserait en dire un mot, oubliant que tels furent les sujets sur lesquels Hippocrate porta sa principale attention, que ce grand homme, tout ignorant qu'il était dans l'anatomie et la physiologie spéciale, chercha sans cesse dans ses observations à se rendre compte de la nature des modifications que les influences extérieures introduisent dans les forces vitales de l'homme, et que ses principaux ouvrages n'ont été écrits qu'avec l'intention de faire connaître ce qu'il en pensait. Il fallut un Galien et des arabes pour faire sortir les médecins de la voie qu'il leur avait ouverte. Si quelques esprits heureusement doués vinrent apparaître depuis, si une suite nombreuse de zélés observateurs se succédèrent sans interruption depuis Van-Helmont jusqu'à nos jours, et marchant de découvertes en découvertes, donnèrent aux premiers essais d'Hippocrate toute l'extension que leur importance méritait, d'autres Galiens sont encore venus se mettre en travers, et la faculté de Paris, écoutant leur voix, s'est empressée de repousser loin d'elle la plus importante partie de la médecine. De là en physiologie sa recherche unique des actes fonctionnels; en pathologie la complaisance avec laquelle elle s'arrête seulement à la contemplation des symptômes et du siège des maladies; en thérapeutique la détermination des organes sur lesquels les remèdes portent leur action; et dans toutes ces parties l'oubli complet de l'espèce de modification que subit l'irritabilité des organes, ou les graves erreurs qu'elle a débitées quand elle a voulu en parler. D'après cela ne serait-on pas en droit d'adresser à la faculté de médecine une partie de ce que l'*Esculape* disait de l'académie? Ne sont-ce pas d'ailleurs les mêmes médecins, le même esprit et les mêmes procédés? Les professeurs de la faculté ne font-ils pas partie de l'académie, et les y voit-on s'opposer en quelque chose à ce qu'elle fait; la rappeler aux grands principes de la science, lui adresser des observations propres à redresser ce que ses décisions pourraient avoir d'erroné, et éviter par là le reproche d'obtempérer à tous ses actes, et d'en partager la solidarité? Dans quel corps discutant n'a-t-on pas usé de ces droits?

Disons-le, la Faculté de Paris, en prenant la physiologie de Richerand, même augmentée par un autre de ses professeurs, pour le programme de ses connaissances, a fait voir combien elle était en arrière de l'élan imprimé partout ailleurs à la médecine, et le cercle étroit dans lequel elle la renfermait. Quand nous en viendrons à la discussion de l'inflammation et des autres modes morbides, acceptés par elle, nous ferons voir à quoi se réduit l'importance du siège des maladies, auquel elle s'arrête avec tant de complaisance, et de toutes les autres individualités semblables. Si dans les autres sciences, on s'en fut tenu à de semblables vues, dans l'astronomie à décrire le trajet de chaque planète, dans la physique le mécanisme d'une machine, dans la chimie la formation d'un sel, on aurait été longtemps avant de découvrir les lois de la gravitation et de l'affinité chimique ainsi que des autres causes générales l'actions propres à ces sciences. Or l'irritabilité n'est-elle pas pour l'être vivant ce que les causes, dont nous venons de parler, sont pour leurs effets particuliers? N'est-elle pas présente dans toutes ses parties? N'est-ce pas d'elle qu'elles reçoivent leurs actions? N'est-ce pas enfin son état normal ou anormal qui règle tout chez l'homme? Cette irritabilité n'a-t-elle pas des états divers, ne les manifeste-t-elle pas par des actes? Les corps extérieurs n'ont-ils pas sur elle des effets évidens et connus? Sans l'oxigène et le calorique que devient-elle? Quelles ne sont pas les perturbations qu'elle éprouve de la variation dans leur quantité et de la part de tous les autres corps? En quoi diffère-t-elle donc sous tous ces points de la gravitation et de l'affinité? Dès-lors pourquoi donc ne pas étudier les résultats de tous ces rapports, ne pas en former les lois de la zoonomie, et la base de toutes les sciences médicales? Chacune d'elles vaut certes bien autant que la description des symptômes d'une maladie et de son cours. Mais la faculté de Paris ne se fait pas la moindre idée de l'objet de toutes ces considérations. C'est pourquoi je vous laisse à deviner tout ce qui lui manque, ainsi que le soin d'apprécier la valeur de ses critiques et de ses dédains.

Je sais qu'en recevant ces réflexions de ma part, vous avez l'intention de les conserver dans le secret, et que vous y êtes intéressé comme moi. Si cependant mes lettres vous étaient surprises, et que le public fût admis à leur participation, quels ennemis ne nous attireriez-vous pas? Envain nous ferions observer pour notre défense que tout le monde use de la faculté de dire sa façon de penser sur les événemens qui se présentent à ses yeux ainsi que sur les théories que chacun s'en fait, et qu'il n'est pas un seul membre de l'École de médecine de Paris qui n'en use largement ; que tant que cette École ne sera pas constituée en une université, qui ait seule le droit d'être infaillible, il sera permis de faire comme ses membres et comme tout le monde. Aucune de ces raisons n'aura de poids aux yeux d'un grand nombre de personnes qui croient que les erreurs des membres d'un corps enseignant sur des choses qui intéressent l'humanité doivent être plus respectées que celles d'un particulier, et l'on ne nous pardonnera rien. Ainsi contentez-vous de penser ce que vous voudrez, et gardez le secret.

PATHOLOGIE.

La pathologie est l'exposé historique de la physique organique sous l'influence du désordre. Ainsi que la physiologie, elle admet deux ordres de considérations, dont les unes, s'arrétant au désordre de chaque partie, en recherchent les causes particulières, le siége, les effets tant extérieurs et évidens pendant la vie que les effets internes qui ne se décèlent qu'après la mort : ce qu'on appelle *symptômes et lésions pathologiques*. Ces divers sujets composent *la pathologie spéciale ou nosologie*. Dans l'autre ordre de considérations, le médecin, rassemblant tout ce qu'il y a de commun aux maladies, à leurs causes et à leurs effets, en forme la notion générale de la nature des premières, c'est-à-dire de la modification de l'irritabilité qui les constitue, du genre et du mode d'action des causes qui l'ont déterminée, des jeux auxquels elle donne lieu, du genre d'effets sur les solides et les fluides qui lui est

opre ; tel est l'objet de *la pathologie générale*, dont
. sujets , le cadre et les divisions sont les mêmes que ceux
e la physiologie générale, et dont elle ne diffère que
arce que dans celle-ci l'homme est considéré lorsqu'il jouit
e mouvemens réguliers, et que dans l'autre ces mouve-
ens sont désordonnés.

§ 1er *Pathologie générale.*

La faculté de Paris possède sur cette matière un traité ap-
artenant à l'un de ses membres les plus graves, M. Chomel,
t qu'elle regarde comme un ouvrage parfait. Aussi est-il en
rande recommandation, et mis entre les mains de tous les
lèves comme un guide sûr. Telle est l'estime qu'elle en a que
e journal, qui a sa confiance et auquel elle livre fréquem-
ment à ce titre ses pensées, l'*Esculape*, en fait le plus grand
loge, le renouvelle souvent, et l'offrait en prime à tous ses
bonnés de 1840, concurremment avec le *Traité des Maladies des Yeux*, appartenant à son rédacteur. On ne peut
certes avoir une conviction plus profonde de la bonté d'un
ouvrage que de le désigner à un si grand nombre de personnes, étudians et praticiens consommés, comme un tableau fidèle de la science. Je vais donc m'attacher à faire
connaître le traité de M. Chomel. Je ne possède, il est vrai,
que la première édition de cet ouvrage, mais l'*Esculape*,
dans le somptueux éloge qu'il en a fait au commencement
de l'année 1841, assure que l'édition de cette année n'a
reçu aucun changement important.

Dès ses premières lignes, et conséquemment dans son
premier chapitre, cet ouvrage met en avant une opi-

nion, dont je vous livre le jugement. Il assure : « Que la plus importante de toutes les divisions de la pathologie est celle qui la distingue en interne ou médicale, et en externe ou chirurgale. » p. 4. Était-il possible de donner une plus fâcheuse introduction à un ouvrage destiné à fournir au public médecin le tableau des croyances de la science? Il est vrai que l'École de Paris semble reconnaître en entier la vérité de cette maxime en la mettant à exécution dans ses cours et dans ses ouvrages. Après ce que j'en ai dit plus haut, je ne m'arrêterai pas à la discuter, et passerai outre.

En tout ce que l'on écrit, il est nécessaire de connaître ce dont on parle. On ne peut rien dire de ce que l'on ne connait pas, si ce n'est des absurdités. M. Chomel veut nous parler de la maladie et de tout ce qui lui appartient, on doit donc croire qu'il va commencer par la définir. Eh! non, la nature intime de la maladie, nous dit-il, nous est inconnue ; p. 15. Ce n'est pas seulement la nature de la maladie en général, mais encore celle de chaque affection en particulier ; p 19. Dès lors que peut-il en dire? Que peut-il également assurer de ses causes et de ses effets? Une chose que nous ignorons n'a pour nous ni rapports ni accidens. Si l'on en croyait donc M. Chomel, tout traité sur la pathologie serait impossible ou absurde, et ce que l'on en dirait serait imaginaire. Faudra-t-il croire d'après cela que toute médecine est nulle, et les médecins des effrontés qui en imposent, ou des empiriques qui n'ont aucune théorie ni aucune règle de conduite? Quand M. Chomel est appelé auprès d'un malade, que voit-il? Rien ; il ne connait pas la maladie, et ne sait où la chercher. Quand il disserte avec ses élèves sur elle? Sur quoi disserte-t-il? Il ne le sait. Quand il voudra guérir cette lésion ? A quoi s'adressera-t-il, et avec quels moyens le fera-t-il ? Il ne peut le dire. Dans cette position agira-t-il ?...... Je n'ose le dire...... Oui !!! mais ce n'est plus un animal en expérience, c'est un homme à qui il a affaire, et autour de lui sont de nombreux témoins dans ses élèves. Eh ! bien, il agira. S'il avait su cependant en quoi consistait ce qu'il voyait, s'il en avait connu les causes, le mécanisme et les effets, cette connaissance l'aurait dirigé, et il aurait agi avec quelque certitude, et sans crainte ni pour le malade ni pour son honneur. Il a donc préféré être empirique ? Pour cela il n'est aucun besoin de pathologie générale et de pathologie spéciale, il ne faut qu'un de ces mémoriaux que l'on trouve à la fin de tous nos formulaires. Tel a cependant été l'engouement pour cet ouvrage qu'il en est à sa troisième édition, et qu'il ne s'y arrêtera pas. Un tel débit annonce assez quelle est la nature de l'enseignement dans l'Ecole de Paris, ainsi que la direction donnée aux esprits par ses membres.

Pourrait-on croire qu'après tous ces aveux on persiste néanmoins à définir la maladie qu'on ne connait pas, et qu'on le fait en disant que c'est « un changement notable soit dans la position ou la structure de nos parties, soit dans l'exercice d'une ou de plusieurs fonctions. » p. 18. Ainsi une inversion de nos organes, une occlusion d'un canal, sont des maladies. Que ce soient des difformités, je le conçois ; un grand nombre d'inversions ont souvent resté inconnues, et ont existé avec une santé parfaite. Il est même rare que quelque organe, et surtout les veines et les lymphatiques n'éprouvent pas quelques variations de cette espèce. Quant aux occlusions, que peut-on y voir autre chose qu'un obstacle quelquefois dangereux à l'exercice de quelque fonction, mais non une maladie réelle, c'est-à-dire une lésion de l'irritabilité? Tant que cette fonction ne s'exercera pas, comme dans le fœtus, qu'importe que ses couloirs soient ouverts ou non? Ces exemples nous donnent une bien mauvaise idée de la manière de procéder de M. Chomel en pathologie, et nous accusent les difficultés qu'il éprouvait pour se rendre compte de la nature de la maladie. Quant à la seconde partie de sa définition où il est question de l'exercice d'une ou de plusieurs fonctions, lui-même nous avait dit avant cela à la page 16 que le dérangement des fonctions ne suffit pas pour constituer la maladie, puisqu'un trouble, même considérable, dans leur exercice, n'est pas incompatible avec la santé. » Ainsi il se dit à lui-même qu'il a tort. Un professeur peut donc à la fois dire le vrai et le faux, il peut encore imposer ses inconséquences comme des vérités et des exemples à ses élèves, et à un journaliste dévoué!

L'opinion de M. Chomel sur le siége des maladies est assez remarquable pour devoir être citée. Il croit qu'il en est quelques-unes dont le siége est facile à constater par la simple application des sens, et à ce sujet il cite les maladies externes, telles que l'érysipèle, le zona, etc. Il croit même que dans ces cas les personnes étrangères à l'art peuvent le constater aussi bien que le médecin! p. 50. Comment se fait-il que la nature d'une maladie devienne si difficile à connaître à celui qui sait quel en est le siége, et la voit aussi distinctement? Ne pouvait-il pas se dire : l'érysipèle est une rougeur, et cette rougeur est dans la peau, donc l'érysipèle est une rougeur de la peau : c'est même ce que lui indiquait le nom de la maladie. D'après cela le symptôme deviendrait l'expression de toute maladie, et de leur ensemble résulterait une nosologie toute symptomatologique comme le sont, sans aucune exception, celles sorties du sein de la faculté de Paris. Ce n'est pas avec un tel raisonnement qu'Hippocrate avait composé le système dichotomique du *strictum* et du *laxum*, ou autrement de l'état imprimé à l'irritabilité par les influences extérieures.

Quand la maladie est ignorée, quelle idée peut-on se faire de ses causes? Cependant elle en a, on le sait ; ces causes ont une action certaine sur les organes, quelle est-elle? En faire connaître la nature c'eût été donner celle de leur produit ou la maladie, et de ce produit ainsi que de ses circonstances on eût pu en composer un système dont la théorie eût été fort utile au praticien pour l'aider à classer les faits qui se présentaient à lui, et en tirer ses indications, ou les motifs de ses actions. Mais ce n'est point ce que l'auteur voulait. Que fera-t-il de ces causes? Eh bien ! il dissertera sur celles qui sont déterminantes, prédisposantes, occasionnelles et autres. Il définira tous ces mots, en croyant faire connaître des faits, énumérera toutes les circonstances qui appartiennent à chacune d'elles, fera ainsi de la pathologie un vocabulaire uniquement chargé de définitions et d'énumérations, et se donnera bien de garde d'entrer le moins du monde dans la physique de la maladie. Voilà ce qu'on appelle *l'étiologie*.

La science des maladies ou la *nosologie*, traitée comme celle des causes, ne nous présentera que des notions aussi vagues sur ce qu'on appelle maladies congénitales, sporadiques, épidémiques, essentielles, symptomatiques. Quant à ce qui constitue leur nature, ce en quoi consiste la lésion qui les forme, cela est regardé comme fort inutile, ou pour me servir de l'expression de l'*Esculape*, parlant de Montpellier : « Comme du spiritualisme pur qui placerait la médecine dans les invisibles régions où les humaines investigations ne sauraient l'atteindre. » 2 juillet 1840. D'après cela le praticien se démêlera, comme il pourra, de son sujet. Quand il aura reconnu que la maladie, à laquelle il a affaire, est congénitale, sporadique, épidémique, essentielle ou symptomatique, il s'en tiendra là, et lui appliquera un traitement entièrement dirigé d'après ces circonstances, plutôt que d'après celle de sa nature, dont on ne lui dit pas un mot.

Je ne puis rien vous dire de l'opinion de l'auteur sur les symptômes, si ce n'est que, aucun d'eux n'ayant été mis en regard de son organe et de la maladie qui le produit, ils ne forment qu'un recueil de résultats sans cause et sans rapports. Pour en traiter plus à son aise, M. Chomel rassemble tous ceux connus, les énumère, car telle est sa méthode et sa science, et les fait passer sous l'œil de son lecteur par cohortes à-peu-près comme le sont les plantes dans un herbier, ou les minéraux sur les tablettes d'un cabinet d'histoire naturelle. Il entasse, il entasse, encadre, divise et a pour cette collection une dénomination spéciale qui est celle de *symptomatologie*. Dans cette manière de voir, chaque particularité d'une maladie devient le sujet d'une branche distincte de la pathologie générale. Mais nulle part la maladie n'est considérée dans son ensemble et avec l'application de son mécanisme, ou autrement de sa physique. Cela n'est pas à proprement parler de la pathologie, c'est de la classification. Ainsi comment voulez-vous que la faculté de Paris ait jamais une pathologie ? Au lieu des scènes si variées de la vie, elle ne voit partout que des cadavres, pour l'examen desquels elle n'a que son scalpel. Oh certes avec des ouvrages semblables on aura des mots, même des tableaux, mais la science où est-elle ? où en sera aussi le praticien avec de tels guides ?

Je ne puis terminer cet article sans vous dire qu'un autre professeur de cette faculté a fait un ouvrage d'anatomie pathologique, très-savant, dit-on, dans lequel il a cru avoir rassemblé tout ce que ses devanciers avaient dit des lésions pathologiques, à quoi il a ajouté ce qui lui était propre. Mais ceux-là, liant les effets avec leurs causes, avaient fait des uns et des autres un seul tout, dont les parties s'éclairaient mutuellement ; tout faisait suite en eux, présentait l'ensemble et le développement d'un événement. M. Andral a cru devoir choisir un ordre différent. Plein d'admiration pour la méthode de M. Chomel, il détruit la chaîne de chacun de ces événemens, emprunte à l'un et à l'autre ses lésions organiques, compose du tout un tableau formé d'autant de pièces qu'elles offrent de diversités dans la même maladie, et exécute pour elles précisément ce que les premiers nosologistes avaient fait avec les symptômes dont chaque variété leur semblait une maladie. Il en est survenu que les lésions organiques, qui n'étaient pour les anatomo-pathologistes précédens qu'une partie de la maladie sont devenues, ainsi que les symptômes, le sujet d'une branche distincte de la pathologie générale, qui n'offre que le tableau de toutes les queues des maladies, et tout se passe en taxonomie. Cadres pour la quantité, cadres pour la qualité des dépôts; autres cadres encore pour le lieu de leur formation : tels sont le sujet et la division de cette science. Mais désirez-vous savoir d'où dépendent tous ces événemens, quelle est la série des faits qui les a produits, l'état de l'organe enfin auxquels ils sont dus? Ici il n'y a plus rien; on a rassemblé des résultats semblables, et c'est tout ce que l'on désirait. Cela s'appelle de l'*anatomie pathologique* et ressemble entièrement à la symptomatologie de M. Chomel.

Tel a encore été le procédé du même professeur pour les altérations humorales, autres circonstances des mêmes événemens, analogues aux lésions organiques. Il n'a pu trouver pour les classer que la division qui les rapportait à la quantité, aux qualités ou aux changemens de place que les humeurs éprouvent; conséquemment tout est encore énumératif, et sans égard à la série et à la génération des faits, lesquelles ont entièrement disparu de toutes les pathologies. Si par hasard cependant l'auteur veut tirer quelque induction de ses faits, ce qui est excessivement rare, aussitôt il tombe dans des erreurs, comme nous aurons occasion de le faire remarquer.

Ne vous étonnez donc plus de l'encadrement énumératif des maladies, ou autrement de la nosologie de cette faculté. Encadrement et énumération, tel est l'esprit, on pourrait presque dire la maladie du plus grand nombre de ses professeurs. Il n'y a que la physiologie pour laquelle elle n'ait point encore admis cette méthode, sans avoir pu en dire la raison, puisque cette science ne diffère de la pathologie que par la qualité de ses actes.

§ II. PATHOLOGIE SPÉCIALE.

Tout ce qui est relatif aux généralités de la maladie ayant été traité dans la pathologie générale de M. Chomel sous les titres de définition, nomenclature, synonymie, étymologie, et siége de la maladie, la pathologie spéciale ne se compose plus que de ce que l'on a appelé proprement *nosographie*, ou description et classification des maladies. Mais alors il n'est pas facile de concevoir pourquoi l'étiologie et la symptomatologie du traité de M. Chomel n'etant aussi que la collection classée et énumérative de toutes les causes et de tous les symptômes, n'ont pas subi le même sort, et ne se trouvent pas dans la pathologie spéciale, à côté de la nosographie, ou pourquoi la nosographie ne fait pas partie du domaine de la pathologie générale. On ne peut s'en rendre compte qu'en réfléchissant que l'auteur, manquant de notions en pathologie générale, n'a pu composer cette dernière qu'avec les démembremens résultant de chacune des portions de la maladie ; comme si la cause, la maladie, et ses divers résultats (*symptómes*, *lésions organiques*, *altérations humorales*) ne formaient pas un seul tout indivisible. « Cette division scolastique de la pathologie, disait Richerand, Nosog. chir. tom. I**. Pathologie générale, p. 153, 5ᵉ édit., est aussi frivole qu'elle est ancienne et respectée. Que dirait-on d'un anatomiste qui ferait de la connaissance du corps humain plusieurs sciences dont l'une aurait pour objet la connaissance des noms que portent les organes, tandis que d'autres s'occuperaient exclusivement de leur figure, de leur couleur, de l'arrangement de leurs parties constituantes, ou de leur structure? Pourquoi *séparer des choses naturellement unies*, et qui par leur rapprochement se prêtent une mutuelle lumière? Je n'ai jamais pu lire SANS DÉGOUT CES TRAITÉS DE NOSOLOGIE, D'ÉTIOLOGIE, DE SÉMÉIOTIQUE. Cette manière de considérer la science, ce système de morcellement m'a toujours paru un OBSTACLE à ses progrès. » Cela aurait-il été dit pour M. Chomel? L'ouvrage de ce professeur est de 1817, et celui de Richerand de 1821 Richerand aurait-il également nourri des craintes sur l'extension que M. Andral devait donner un jour à la méthode de M. Chomel ? Je l'ignore. Quelques lignes après, Richerand revient sur la funeste division des maladies en internes et en externes qu'il n'avait cessé de combattre, et que M. Chomel regarde au contraire *comme la plus importante*.

Ici, comme en tant d'autres circonstances, la faculté de Paris est jugée par elle-même. Mais si les lésions organiques et les altérations humorales ne sont, ainsi que les causes et les symptômes de la maladie, que des portions d'un même événement, misérablement scindé, allons même plus loin encore; si ces diverses lésions sont de véritables maladies, pourquoi ne pas les restituer à la nosologie spéciale, et comme telles les donner à professer à celui qui est chargé de cette partie? Dès-lors que devient la pathologie générale et sa chaire, pour laquelle il n'y a de professeur que depuis quelques années, et depuis que l'ouvrage de M. Chomel, adjoignant la thérapeutique générale à la pathologie générale, a ainsi détruit l'ensemble de deux branches distinctes? D'ailleurs sans physiologie générale quelle peut être la pathologie générale qui se compose des mêmes sujets, et n'en diffère que par le mode des actes de la vie? Si l'une se nourrit de faits et non d'énumérations, l'autre ne peut qu'errer en procédant différemment. La faculté de Paris est-elle dans une bonne voie? Si cela est, elle fera faire des progrès à la science. Si elle n'y est pas, elle l'ensevelira, et alors quel bonheur pour la France si elle possédait des facultés qui différassent de celle de Paris par le genre de connaissances et les méthodes!

Quoiqu'il en soit, acceptons les divisions que l'on nous impose, et passons en revue les maladies dont on a formé le cadre de la nosographie.

La faculté a, dans cette partie de la médecine, trois ouvrages sortis de son sein, et qu'elle regarde encore comme dépositaires de ses croyances. Ce sont ceux de Richerand, de Pinel et de Broussais. Je ne suis pas exigeant, puisque je veux bien mettre de côté ceux d'Alibert et de Récamier.

Le premier, embrassant l'ensemble des maladies, les divise en trois sections qu'il appelle lésions ou maladies physiques, lésions organiques et lésions vitales. Pinel, moins hardi, ou dans l'intention de se circonscrire, laissa de côté la première section des maladies de Richerand, et s'en tint aux lésions vitales qu'il divisa en plusieurs classes, et aux lésions organiques qu'il ne sépara pas de ces dernières d'une manière aussi tranchée que l'avait fait Richerand. Quant à Broussais, comme Richerand, il embrassa la totalité des maladies, mais il réunit les violences extérieures et les vices de conformation aux altérations organiques, puis il jeta dans une classe, omise dans son tableau nosologique mais mentionnée dans la suite de son cours, les corps étrangers, les entozoaires et vers, les vices de conformation, les plaies, quoique précédemment rapportées aux lésions organiques, les tumeurs, les déplacemens des organes, et il intitula cette classe : *altérations non dépendantes des maladies irritatives* ; Cours de pathologie, 2ᵉ édit., t. v, p. 526. Enfin ni Richerand, qui était cependant humoriste, ni Pinel qui était solidiste, n'avaient institué de maladies humorales. Ces maladies reprirent leur rang avec Broussais, qui forma pour elles un cinquième type de maladies qu'il dénomma : *altérations des fluides*, et les maladies se trouvaient dans les fluides stagnans au-dedans des vaisseaux, même hors des vaisseaux : tout est entassé chez lui. Aussi pense-t-il bien que nulle maladie n'échappera à son investigation, tom. 1ᵉʳ p. 35. On pourrait le croire si pour tout le monde, ainsi que pour lui, les altérations des fonctions, des symptômes et des humeurs, ainsi que les violences extérieures, c'est-à-dire le coup de sabre, le coup de bâton, et avec eux les corps étrangers, les vers, les poux, même les puces, et la balle ou la baïonnette qui entrent dans nos chairs, pouvaient constituer des maladies ! Mais que d'actes organiques oubliés !

Quant à la nomenclature de toutes ces maladies, ou ces nosographes conservèrent celle qui existait avant eux, laquelle était entièrement fondée sur des symptômes et sur des apparences dont on avait emprunté le nom à des corps étrangers, ou enfin, rapportant ces symptômes aux organes qui les fournissaient ; ils substituèrent le nom de l'organe à celui de ses résultats ; mais rien, ni dans leurs classes de maladies, ni dans les espèces qu'ils leur attribuèrent, ni dans leur nomenclature, n'indique qu'ils aient jamais pensé à les soumettre à un système général de lésion de 'irritabilité. Loin de cela, l'un d'eux, Richerand, annonça positivement que la maladie est un être qui se dérobe à esprit de l'observateur; Classif. des mal., p. 128; Pinel et Broussais disent que ce sont des abstractions. D'après cela comment en auraient-ils recherché la nature, et comment surtout se seraient-ils imaginé qu'elle n'était qu'une lésion de l'irritabilité?

Arrêtons-nous un instant à la première et grande division des maladies, fournie par Richerand, et expliquons-nous en avec son auteur: « Si une lésion physique, comme e dit Richerand lui-même, Nos. chir. principes généraux de pathologie, p. 85, ne suppose point la vie; si on peut l'imiter ou plutôt la produire sur le cadavre, dont les parties sont susceptibles de solution de continuité et de déplacemens, comme de plaies, de fractures, de luxations, de hernies, d'obstructions par des corps étrangers, introduits ou même chimiquement formés dans les cavités »; si enfin elle n'a rien de vital, comment peut-elle constituer une maladie c'est-à-dire un mouvement inordonné dans nos moyens d'existence? car tel est le caractère de la maladie: celle-ci n'est véritablement que l'exercice vicié des actes de la vie? Or cette plaie vous la produisez sur le cadavre, elle y est de même nature que chez l'homme vivant. Est-il bien possible qu'un même état de choses soit à la fois maladie et non maladie? J'en dirai autant de toutes les difformités, et à plus forte raison des corps étrangers inanimés ou vivans qui pourraient se trouver au-dedans de l'homme. Non, je ne pourrai jamais concevoir qu'une pierre, une balle, un pou ou un ver, qui sont actuellement hors du corps d'un homme vivant, et n'ont rien de commun avec lui, deviennent des maladies de cet homme en entrant au-dedans de lui. S'il en était ainsi, les maladies cesseraient d'être en nous, d'être des mouvemens désordonnés de nos organes. Ce ne serait plus qu'une pierre, une balle, un pou, et même, si l'on y adjoint les violences extérieures, un coup de sabre ou de baïonnette, un coup de poing, et toute autre chose analogue que l'on voit en effet figurer dans les nosologies sous ces noms. Rayons, rayons toute cette grande division du nombre des maladies, il en restera encore un assez grand nombre d'autres tout aussi extraordinaires.

Quoique l'auteur de la grande division nosologique que nous examinons trouve de grands sujets de distinction entre ses maladies organiques et ses maladies vitales, nous ne sommes pas aussi heureux que lui, et nous restons dans la plus grande perplexité à cet égard. Annonce-t-il que les lésions organiques consistent dans une altération de composition des organes? Mais il nous dit en même tems que l'acte nutritif est sous l'empire des forces vitales. Les résultats de cet acte n'étant donc que ceux de ces forces, il résulte que toute lésion organique est réellement une lésion vitale, car l'acte de l'instrument ou de l'organe n'est pas distinct de l'impulsion de ces forces.

Cependant plusieurs lésions vitales, les inflammations, par exemple, dit-il, p. 101. altèrent passagèrement plus ou moins la structure de l'organe enflammé; pourquoi n'ajoute-t-il pas aussi ses sécrétions? Eh bien! qu'il reporte ce jeu et cette lésion dans l'acte nutritif, et au lieu d'une lésion organique il aura une lésion vitale. Mais ce transport est inutile, car la presque totalité des lésions organiques ou des dégénérations de composition ne sont que des maladies du tissu cellulaire, dont le fluide altéré par suite de sa stase, ou d'une sécrétion vicieuse, donne lieu à toutes ces masses appelées lardacées, tuberculé, squirrhe, mélanose, colloïde, etc.

De l'examen des grandes divisions nosologiques, passons à celui de leurs sous-divisions ou ordres nosologiques.

Ces ordres sont loin d'être en même nombre, et identiques dans les différens auteurs de nosologie. Quand les premiers médecins, à qui il prit envie de classer les maladies auparavant eux inordonnées, réalisèrent ce projet, ils firent comme M. Chomel ou M. Andral, et rassemblant tous les symptômes semblables, ils en formèrent des groupes auxquels ils imposèrent des dénominations qui n'étaient que les expressions générales de l'apparence que présentaient ces groupes. Ainsi sous le mot *fièvres*, ils rassemblèrent toutes les fièvres, sous celui de *flux* toutes les excrétions, et sous celui de *suppressions*, *asphyxies* ou *débilités*, toutes les rétentions d'excrétions, et les suspensions ou diminutions dans l'exercice des fonctions de tout organe non sécrétant. Cela était d'autant plus facile que toutes les maladies ne représentaient alors que des altérations symptômatiques, ou autrement des altérations dans les résultats fonctionnels des organes, provenant d'une autre lésion plus profonde que l'on se donnait bien de garde d'interroger. Tous ces ordres ou groupes étaient alors, et le sont encore, autant de TYPES DISTINCTS DE MALADIES. En jetant l'œil sur plusieurs nosologies, on peut s'apercevoir combien leurs ordres, et avec eux les types de maladies ou maladies distinctes, ont peu varié dans leur nature. Ce fut plutôt leur nombre qui diminua, parce qu'on crut devoir attribuer à la même lésion quelques-uns d'entr'eux, mais il s'en échappa beaucoup ; telles furent surtout les hémorrhagies, les hydropisies, les névroses, les lésions organiques, enfin les maladies des membranes extérieures, les plaies, les difformités et les corps étrangers dont nous venons de faire justice. Tout cela annonce qu'en formant les tableaux nosologiques, on ne s'était guères occupé de s'enquérir de la nature de la maladie, et de se servir de cette connaissance pour les composer.

Aujourd'hui de réductions en réductions on est arrivé à ne conserver, outre les plaies, les difformités et les corps étrangers, que les ordres suivans : 1º fièvres ou maladies générales, 2º phlegmasies, 3º subinflammations, 4º névroses et 5º maladies humorales. Si je ne mets pas en ligne les débilités de Broussais, c'est que lui-même a annoncé que la débilité résultait des maladies, et ses anomalies des phénomènes vitaux ; c'est encore parce que ce titre est trop vague, et que ne portant que sur des symptômes, il n'annonce qu'une de ces pensées, jetées sans appui au nez de ceux qui sont toujours prêts à accepter tout. Mais nous n'omettrons pas les maladies spécifiques, dont il est si fort question en France. Commençons par les fièvres.

Fièvres ou maladies générales. — Si quelques-unes des maladies, comprises avant ce jour sous le nom de fièvres, paraissent actuellement aux yeux de quelques médecins, appartenir aux phlegmasies, il en est encore quelques autres dont le caractère n'est pas aussi évident. D'ailleurs le mouvement fébrile, à quelque maladie qu'il appartienne, n'en est pas moins selon eux une maladie générale ; nous allons donc examiner ce sujet.

Qu'entend-on par fièvre ou maladie générale ? Est-ce véritablement une maladie de tous les organes, une phlegmasie générale de tous les viscères, comme le disait Broussais ? 1er examen p. 198, 199. Mais si l'on excepte les maladies de la peau, aucune autre ne laisse apercevoir d'affection dans cet organe. D'ailleurs dans les maladies éruptives, il n'existe qu'un ou plusieurs petits érysipèles circonscrits, ou un plus ou moins grand nombre de pustules de forme variée, qui ne couvrent pas toute la peau. Les autres organes, excepté quelques portions de la muqueuse alimentaire, et de celle interne des vaisseaux ne sont le siège d'aucune phlegmasie. Ainsi donc la fièvre n'est point une phlegmasie générale.

D'autres personnes veulent que la fièvre soit un mouvement général. Un tel mouvement est impossible dans l'économie, car par la nature des fonctions que certains organes remplissent et le balancement d'activité que quelques-uns établissent entr'eux, il ne peut y avoir une accélération universelle. Ainsi lorsque la sueur devient abondante les urines diminuent de quantité, et *vice versâ;* ainsi dans la période de froid quelques organes se resserrent et ne laissent rien échapper. Dans un grand nombre de cas il n'y a ni sueurs, ni selles, ni d'autres excrétions ou sécrétions, et le système vasculaire excepté, il n'en est pas d'autre qui paraisse agité.

Il est quelques médecins qui prétendent que les fièvres sont des maladies *spontanées et générales*, qui ne sont circonscrites dans nul organe, et *circulent avec le sang.*

Discours de M. Bousquet lu à l'académie : *Esculape* 22 novembre 1840, et *qui a fait généralement plaisir*, 19 novembre 1840.

Quoique M. Bousquet croie que les maladies spontanées forment presque tout le domaine de la médecine, et qu'elles semblent se former par les seules forces de la nature qui animent nos tissus, je suis loin de penser comme lui, car j'ignore ce qui est spontané dans une économie où rien ne l'est, et dont tous les actes sont sous la dépendance nécessaire de toutes les influences extérieures, sans la présence desquelles il y aurait mort subite, comme le prouve l'absence de l'oxigène et de la chaleur. C'est pourtant là une des premières notions de la physiologie. Qu'est-ce ensuite, qu'une maladie générale qui ne se trouve dans aucun organe ? C'est une généralité moins ces organes ; et enfin qu'est-ce qu'une maladie générale qui circule avec le sang, et ne circule pas avec la lymphe, dont les vaisseaux sont aussi nombreux et aussi étendus que ceux du sang, ni avec un si grand nombre d'autres fluides, dont quelques-uns, et entr'autres celui du tissu cellulaire sont très-abondants ? Est-ce ainsi que l'on a l'habitude de raisonner à l'Académie ? Je ne le savais pas. Mais alors elle ferait bien de discuter à huis clos.

Je ne veux pas ajouter ici toutes les objections qui naissent en foule contre cette théorie et ressortissent de la connaissance d'une économie uniquement composée de mécanismes partiels et de celle spéciale de l'appareil circulatoire, seul appelé à produire les phénomènes *de la* fièvre, mais je demanderai quelles sont les indications que fournissent au praticien des doctrines semblables surtout quand on sait qu'il n'existe aucune médication générale ?

Pour celui qui voudra se renfermer exclusivement dans les faits, et ne leur donner que leur propre signification la fièvre ne sera, ainsi que le disaient Boerhaave avec la plupart des anciens médecins, qu'une irritabilité ou une action augmentée du cœur et des gros vaisseaux, provenant d'une irritation, uniquement fixée, lorsqu'elle est simple et continue, sur la membrane interne de ces organes, et *peut-être*, lorsqu'elle est intermittente, d'une irritation analogue sur les nerfs promoteurs de la circulation: de là une circulation accélerée, et tous les phénomènes de la chaleur, et dans les fièvres intermittentes la succession du froid et d'un spasme nerveux dans les premiers momens de l'établissement de l'irritation, et de la chaleur quand la maladie est en plein cours.

Que, dans les fièvres accompagnées d'une inflammation fixée dans une des extrémités de l'arbre circulatoire, l'irritation du cœur précède celle de la phlegmasie, la fièvre sera aussi primitive ; que, dans d'autres circonstances, ce soit la phlegmasie de la périphérie qui précède celle du centre, la fièvre aura une marche inverse, cette explication est simple et l'expression pure des faits. Avec elle on n'a plus besoin de toutes ces hypothèses et de ces longs raisonnemens sur la chaleur dont M. Pidoux a gratifié la science.

Inflammations. — Selon tous les auteurs anciens et un grand nombre de médecins actuels il y aurait deux espèces d'inflammation, quand on la considére sous le rapport de son origine. L'une serait primitive et résulterait immédiatement de l'application d'une substance irritante, et l'autre ne serait qu'une concentration de prétendus mouvemens généraux, semblables à ceux que l'on a appelé *fièvres*. Cette dernière doctrine était celle de Pinel, acceptée par Broussais 1er examen p. 199 et suiv. Tout le monde est d'accord sur la nature de la première, mais quel que soit le respect que je porte aux auteurs et aux sectateurs de la seconde, je ne puis me ranger à leur avis.

1º Si un mouvement général se concentrait n'est-il pas évident qu'il cesserait d'être aussi étendu après sa concentration qu'avant? Cependant après l'apparition d'une phlegmasie dans le cours d'une fièvre, celle-ci ne cesse pas, et au contraire elle devient encore plus intense. Cela nous annonce donc qu'il y a à la fois mouvement général et inflammation locale sans concentration. 2º Comment concevoir qu'un mouvement général puisse se concentrer dans un mouvement particulier, ou une phlegmasie générale, comme l'appelait encore Broussais, aille se renfermer dans une phlegmasie locale, 1er examen p. 199, lorsque tous les faits nous disent au contraire que lorsqu'une phlegmasie est accompagnée de fièvre, elle tend sans cesse à jeter partout des irradiations et à se repéter? Il y a donc une erreur évidente ici.

Si cependant quelquefois souvent même, on voit une phlegmasie succéder à une fièvre et avoir celle-ci pour prodromes, nous en avons fait connaître ci-dessus les raisons. Nous allons en exposer ici le mécanisme que l'histoire des faits propres à cet événement suffira à expliquer. Prenons pour premier exemple l'apparition d'une phlegmasie interne à la suite d'une impression de froid. Soit que cette impression se soit fait sentir à la peau ou à l'intérieur de l'estomac par une boisson froide, ingérée lorsque le corps éprouvait beaucoup de chaleur, ces membranes, frappées au moment d'une expension de mouvemens, d'une circulation accélérée dans leur système capillaire et d'une dilatation de leurs canaux, éprouvent une constriction subite, qui en arrête les mouvemens et en transporte aussitôt le siège sur quelqu'autre organe intérieur. Si l'organe central de la circulation n'accepte rien pour lui dans ce trajet, il se forme au-dedans de l'organe, qui devient le terme de l'événement une phlegmasie résultant de l'excédant d'activité enlevée à celui frappé de froid, et qui ajoutée à la sienne y forme une exaltation préjudiciable. Si au contraire cette activité vitale s'arrête en partie ou en totalité sur le cœur, elle y détermine une angiocardite, et avec elle une accélération de circulation que l'on nomme *fièvre*, puis, dans le cas de partage, l'excédant, se transportant à une des extrémités de l'arbre circulatoire, y détermine une autre phlegmasie. Tourmentez-vous, épuisez-vous ici pour rechercher la cause matérielle de cet événement, créez si vous le voulez des humeurs peccantes qui se déplacent, et circulent pour produire tout le mal, n'est-il pas facile de voir que toutes ces explications sont sans fondement ? D'abord le froid n'a rien de matériel et de vicié. D'ailleurs il est resté au point de départ du mouvement général, et souvent n'a fait qu'y apparaître en passant. Secondement, l'opération est souvent si prompte qu'il n'y a aucun intervalle entre l'application de la cause et son effet éloigné. Enfin les humeurs déplacées ne sont que celles qui circulaient auparavant, et qui, douces et bienfaisantes, n'avaient que les qualités nécessaires pour entretenir la vie et un mouvement normal dans les parties.

Ce mécanisme est si fréquent qu'il n'est pas de médecin qui n'ait eu l'occasion de l'observer. N'est-ce pas ainsi que se forme le changement de siège de l'activité qui, après l'accouchement opéré, déplace le lieu de la sécrétion, et le transporte de l'utérus aux mammelles, sans déplacer autre chose, puis après les avoir gorgées de fluides, et en avoir ouvert les canaux, revient à son premier siège, où il s'épuise tout-à-fait en cédant chaque jour quelque chose aux derniers? Ici c'est une excrétion qui diminue pour en augmenter une autre, et sans les altérer. Ce transport peut se faire sans que le système circulatoire s'affecte, ou bien, s'il le fait, c'est préliminairement à l'augmentation que va subir la sécrétion du lait. Celle-ci établie, et passée en habitude, la fièvre cesse. N'a-t-on jamais vu non plus ce qui survient à un ulcère ou à toute excrétion même naturelle qui vient de se supprimer? Expliquer, comme le faisait Broussais, cet événement au moyen du fluide disparu serait sortir de ce que l'observation nous fait apercevoir dans les cas où le point de départ a lieu dans des organes qui ne sécrètent rien, ou dans ceux dans lesquels le mouvement a lieu d'organes qui sécrètent à d'autres qui ne sécrètent rien. D'ailleurs dans tous ces cas le principal instrument de l'opération est uniquement le système capillaire sanguin, comme dépositaire de l'inflammation, qui s'en tient aux congestions quand il n'a aucun debouché sécrétoire, et communique son activité à ces débouchés quand il en possède.

Ce que nous venons de dire des phlegmasies avec sécrétion blanche, ou élective de l'une des parties du sang est entièrement commun aux phlegmasies hémorrhagiques qui sont une véritable purgation de la masse entière et non filtrée du sang, analogue aux flux diarrhéiques du canal intestinal.

Quant à ce que l'on nous a dit de la nature de l'inflammation, de sa division en rouge et en blanche, ou en inflammation proprement dite, et en subinflammation, de son plus ou moins grand nombre de symptômes ; et surtout enfin de la puissance qu'on lui a attribuée de produire toutes les autres maladies, il y a certes beaucoup d'erreurs en tout cela. Exposons d'abord les faits, et nous nous en servirons pour discuter les opinions.

L'inflammation est l'irritation du système vasculaire sanguin, siégeant dans ses rameaux les plus ténus ou les capillaires ; il n'y a sur cette opinion aucun partage d'avis. Ses effets immédiats sur ces organes sont d'en augmenter les mouvemens, et d'opérer en eux une circulation plus rapide. C'est avec ces caractères qu'on la voit dans tous les endroits qu'on a touchés avec une substance irritante ; ou qui ont subi une solution de continuité. L'écoulement rapide du sang dans le lieu enflammé, nécessitant un afflux continuel et augmenté de ce fluide, les capillaires irrités sont turgescens. Les troncs voisins le sont aussi, et battent plus vivemement afin de remplir incessamment les vides. Les parties qui en sont le siége se colorent en rouge, et deviennent plus chaudes. Voilà ce que nous fait apercevoir d'une manière évidente l'inspection des parties transparentes. Si l'inflammation est violente, elle se communique promptement aux gros troncs, et y détermine une accélération analogue qu'on appelle *fièvre*, souvent accompagnée d'une autre inflammation dans les capillaires. *Fièvre et inflam-*

mation sont donc deux événemens de même nature, entre lesquels il n'y a d'autre différence que celle du siége.

Pendant ce temps tous les organes environnans, auxquels les vaisseaux irrités allaient porter les matériaux de leur nutrition ou de leur sécrétion, se remplissent des fluides qui leur sont propres, et les conservent ou les rejettent au dehors selon la nature de leur fonction. Le tissu cellulaire s'engorge de fluides ; dans les fractures, il se remplit d'une substance gélatineuse, puis osseuse, qui lui donne une consistance inaccoutumée, et s'il s'y trouve une ouverture accidentelle, ou si l'on y en fait une, il s'en échappe sans cesse une quantité considérable de fluides. Les capillaires irrités s'abouchent-ils avec des canaux sécrétans, il n'y a plus dans ces derniers aucune élection dans leur acte, et le sang, admis en entier au-dedans d'eux, passe au dehors, il y a hémorrhagie. Tel est le résumé des faits que présente l'inflammation, ils accusent sans pouvoir en douter une augmentation d'activité non seulement dans les capillaires sanguins, mais encore dans toutes les parties qui les avoisinent, ou autrement une irritation.

Cependant tel n'est pas le sentiment de l'Académie. Un de ses membres, lui ayant lu dans une de ses séances de janvier 1841, un mémoire sur l'irritation, lui a démontré que l'irritation n'était qu'un être de raison, une ontologie comme aurait dit Broussais. Considérée comme cause, l'irritation n'est, selon lui, qu'une *hypothèse*; comme effet, elle n'est qu'un *fait imaginaire*. Les agens dits irritans n'agissent qu'en vertu de leurs *propriétés physiques ou chimiques*, les uns en divisant, déchirant ou contondant par une action simplement mécanique, les autres en en-

ant dans les liquides ou les solides dans des combinaisons
usceptibles de changer le mode de groupement des élé-
ens organiques, ou bien en vertu d'actions spéciales sur
économie, telles que celles qui sont produites par cer-
aines substances *toxiques* ou analogues à la putréfaction
u à la fermentation. « Parmi tant d'admirateurs de Brous-
ais, continue l'*Esculape*, tant d'élèves zélés, d'amis dé-
oués, un SEUL a élevé la voix pour défendre ses principes. »
insi l'Académie est UNANIME sur l'opinion de M. Dubois
'Amiens, et cela nous est attesté par l'*Esculape* du
4 janvier 1841, dont j'ai extrait littéralement la citation
i-dessus, lequel l'accompagne d'une effusion de joie au
ilieu de laquelle il s'écrie : « Une observation un peu
ttentive, des expériences plus précises que celles que l'on
vait faites, peut-être un meilleur microscope, eussent
rrêté, dès ses premiers pas, les progrès d'une théorie qui a
endant vingt ans régi la médecine! » Vingt ans! Ce
ournaliste critique n'a certes JAMAIS lu ni Van-Helmont ni
ucun des médecins qui l'ont suivi.

Ici remarquons bien que c'est l'Académie de Paris qui
ccorde un sentiment unanime aux paroles de M. Dubois,
t que la Faculté est REPRÉSENTÉE dans ce corps d'abord
ar le président de l'Académie qui est professeur à la fa-
ulté, et par le plus grand nombre des autres professeurs.
Quant à l'*Esculape*, on ne peut pas le faire entrer en
ompte, puisqu'il se trompe non seulement comme M. Du-
ois en ce qu'il y a de théorique dans l'assertion de cet
uteur, mais même dans ce qu'il nous en rapporte d'his-
orique, ce qui annoncerait ou qu'il lit peu l'histoire de
a science, ou qu'il comprend autrement que tout le monde
ce qu'on appelle irritation.

Afin de procéder avec méthode dans ce que nous avons à dire, commençons par définir l'irritation. Tous les médecins, à quelque époque qu'ils aient appartenu, n'ont eu sur le sujet et sa dénomination qu'une seule voix et un seul sentiment. Ils ont unanimement déclaré que par ce mot ils entendaient une exagération d'action, et qu'il était l'expression métaphorique de l'état qu'ils disaient exister dans la *pleura furens*, soulevée contre l'épine enfoncée au-dedans d'elle, ou dans toute autre maladie analogue.

Actuellement y a-t-il exagération d'action dans l'inflammation ou les capillaires sanguins irrités? Tous les médecins l'ont encore dit depuis Fabre, et M. Dubois lui-même nous annonce qu'elle débute par là. D'après cela l'inflammation serait donc une exagération d'action, ou autrement une irritation dans les capillaires sanguins. Jusqu'ici, au dire même de M. Dubois, il n'y aurait ni ontologie, ni rien d'imaginaire dans cette maladie, au contraire elle serait un fait, et ce serait *ce fait* que M. Dubois et l'Académie avec lui appelleraient une *hypothèse*. Si c'est là le vocabulaire de ces deux autorités, acceptons-le pour le moment, et convenons alors que les mots *fait* et *hypothèse* sont synonymes, et de plus enfin que dans l'irritation il y a exagération d'action. De cette manière, et d'explications en explications nous finirons cependant par nous entendre pour cette première partie de la théorie de M. Dubois.

Mais ce en quoi nous ne pourrons plus le faire, c'est la destination qu'il donne aux causes de l'irritation, quand il avance que ses causes n'agissent que comme agens physiques, chimiques ou toxiques; c'est-à-dire en altérant le tissu des organes ou les fluides. L'Académie peut le croire et l'*Esculape* aussi, mais en vérité je cesse entièrement d'être d'accord avec eux sur ce sujet. Quand on a frotté fortement la peau avec la main ou une brosse, quand on l'a exposée au soleil, quand une irritation se déplace et va se jeter sur une partie différente de celle où elle a débuté, comme dans la fièvre de lait, quand on reçoit un coup de vent froid, qu'y-a-t-il de mécanique, de chimique ou de toxique dans ces divers cas, et quelle altération de tissu ou de composition, ou enfin quelle intoxication y a-t-il dans tout cela ? De toutes ces hypothèses, mais vraies hypothèses, et telles qu'elles sont définies par le vocabulaire de l'Académie des sciences, il n'existe donc plus que le fait de l'exagération d'action, telle qu'elle existe dans la fièvre où elle est si visible, dans le vomissement, les spasmes, ou la purgation, et toute autre excrétion excessive. Je désirerais bien que quelque observateur plus exact que M. Dubois, et plus érudit que l'*Esculape* voulût bien appliquer un bon microscope à ces dernières maladies pour nous donner à son tour une meilleure définition du mot irritation, et nous dire s'il y a véritablement ou non exagération d'action dans l'irritation. Il devrait bien aussi nous instruire de ce que les anciens pensaient de leur *strictum* et de leur force, leurs successeurs, de leur ton, Van-Helmont de son état de fureur, et de ce que Fabre, MM. Hastings et Gendrin avaient écrit avant M. Dubois, non devant l'Académie royale, mais au public qui a voulu le lire.

Cependant si cette maladie va toujours croissant, ou si par une surexcitation accidentelle, elle acquiert une intensité excessive, alors, comme tant d'autres organes, les capillaires éprouvent une fatigue, ou, comme l'aurait dit

Fontana , un épuisement , et d'autres un *collapsus ;* leurs mouvemens ont plus de difficultés à s'accomplir , ils deviennent plus lents , et bientôt ils s'arrêtent tout-à-fait, comme le font les muscles d'un animal surmené , le cerveau d'un homme surchargé de vin ou d'opium , ou bien encore ayant trop médité. Alors le sang stagne dans des vaisseaux sans mouvemens, s'y accumule , distend leurs parois , se prend en masse et brunit : ce qui dure jusqu'à ce que la fatigue ou le collapsus cesse spontanément ou par le bénéfice d'une cause adventive , ou enfin qu'ils deviennent excessifs , et amènent la mort et la gangrène des parties. Ainsi donc dans le principe, accélération de la circulation capillaire, qui seule persiste dans le plus grand nombre des cas avec turgescence, congestion , rougeur et chaleur vive qui se dissipent avec le temps , ou à l'aide de quelques secours administrés ; ensuite, et dans le progrès des inflammations les plus vives , ralentissement des mouvemens du centre de la partie enflammée, mais avec persistance de la sur-activité dans celles environnantes et éloignées, puisqu'elles sont agitées de fièvre , enfin si la fatigue ou le collapsus sont extrêmes, extinction totale des mouvemens circulatoires de la partie enflammée ; couleur brune, chaleur moindre et gangrène , mais toujours avec fièvre dans le reste du système circulatoire : tels sont les faits propres, non contestés, et univoques de l'inflammation. Oh ! Esculape, cela n'était pas su de votre temps.

Est-il un seul de ces effets qui atteste une abexcitation ? Non. Et en effet il est évident qu'il y a , dans plusieurs cas d'inflammation, une faiblesse conjointement avec une accélération de mouvemens. Quoi de plus manifeste dans toutes les fièvres et beaucoup d'autres maladies, accompagnées d'une agitation du pouls et des capillaires sanguins? En toutes il y a prostration des mouvemens musculaires. Alors force et accélération ne sont pas synonymes. (*)

Si l'on vient donc à faire la distinction nécessitée par les faits, entre l'excitation et la force, ainsi qu'entre l'abexcitation et l'oppression, toutes les difficultés disparaîtront. Quoique j'aie dit cela ailleurs, arrêtons-nous y encore, puisque le même défaut d'observation se représente sans cesse.

Nos organes, avons-nous dit, peuvent être atteints par deux espèces de faiblesse, dont la nature et les causes diffèrent entièrement. L'une d'elles peut provenir d'une diminution de quantité dans les substances nécessaires à l'entretien de la vie. Elle est connue de tout le monde, les

(*) Quand les médecins voudront cesser de concentrer la nature de la maladie dans les résultats des actes fonctionnels altérés, qu'on nomme *symptômes* (*acta ultima*), et s'élèveront à la considération du principe de ces actes, alors ils ne s'arrêteront ni à ces symptômes, ni même aux organes qui n'en sont que les instrumens particuliers, et fonctionnent eux-mêmes sous l'empire du principe par des moyens aussi divers que l'est leur structure ; mais ils rechercheront les premiers mouvemens par lesquels le principe déploie son activité sur l'universalité de l'organisme, s'arrêteront à ceux de progression et de tonicité, comme plus généraux que tous les autres, et rechercheront dans leur lésion toutes les maladies de l'être organisé. Or ces mouvemens peuvent être altérés dans des proportions diverses, puis simultanément ou isolément : de la sur-excitation et sous-excitation, hypersthénie et hyposthénie.

nosologistes exceptés. Si nous ne sommes pas suffisamment alimentés, nous tombons dans un accablement général. Si nous manquons d'air, si l'on nous tire du sang, si nous avons de grandes excrétions, le même affaiblissement se fait ressentir.

D'un autre côté, si nous nous exposons à une trop forte chaleur, si nous prenons trop de vin ou d'alimens, si nos excrétions manquent de se faire, nous ressentons une oppression incommode; nous sommes suffoqués d'un superflu dont nous cherchons à nous débarrasser. Nos mouvemens sont devenus difficiles, et notre corps n'est plus qu'une masse inerte. C'est encore là ce que tout le monde sait, sans être le moins du monde médecin. Les nosologistes seuls l'ignorent encore.

Le traitement de ces deux genres de faiblesse est bien différent, et le public peut encore être appelé ici, comme en toutes les autres circonstances où il ne juge que d'après ce qu'il ressent, sur ce qu'il faut faire, et il ne s'y trompe pas. Dans l'un de ces cas, il recommande l'abstinence, ou même l'évacuation du superflu, et dans l'autre cas il ne voit plus qu'un vide à combler et un déficit à faire disparaître en fournissant ce qui manque. Voilà précisément la différence que ne veulent pas entendre les nosographes; delà leurs méprises.

Cependant si l'on appliquait à l'inflammation l'explication que nous venons de donner, toutes les obscurités dont elle se recouvre aux yeux de beaucoup de personnes se dissiperaient, il ne resterait plus que de l'étonnement à leur place. On sait en effet que l'inflammation, qui accompagne le cal et la cicatrisation de toutes les solutions de continuité, se compose uniquement d'activité, puisque c'est elle qui fournit tous les matériaux nécessaires à la régénération de l'organe, et en engorge les parties environnantes. On connaît aussi celle qui existe dans l'érysipèle et toutes les roséoles de la peau. On peut bien penser, sans crainte de faire une supposition, que toutes les inflammations cachées possèdent un même état.

Cependant dans d'autres cas, mais beaucoup plus rares, cet excès d'activité manque au foyer même de la maladie, quoique tous ses environs et les gros troncs vasculaires persistent à être dans une agitation extraordinaire. Dans ces cas, comme dans les précédens, si vous appliquez des sangsues sur le lieu malade, vous faites disparaître l'inflammation et ses accidens. Quelle personne n'en induira pas une similitude d'affection, et ne comparera pas le défaut d'activité subsistant au foyer de la maladie à toutes ces oppressions que nous avons rapportées? Ce serait faire preuve d'un défaut de jugement, que de penser autrement et donner à croire qu'il peut se représenter dans tous les autres cas de science et de pratique. Si, au lieu d'une exagération d'action, il y avait ici une abexcitation réelle, emploierait-on ce dernier traitement, se permettrait-on des soustractions? On ne peut le croire.

Concluons. Il y a donc réellement deux espèces de faiblesse bien différentes l'une de l'autre, et conséquemment non comparables ni substituables dans la théorie, et l'une d'elles peut fort bien s'allier, ou plutôt s'allie souvent avec un surcroît d'action de nos organes. De leur confusion ont résulté et résultent encore actuellement les plus grandes erreurs.

Ils ne s'y étaient pas trompés comme nous ces anciens médecins qui, à l'exemple de Botal et de Chirac, traitaient toutes les maladies, dites *adynamiques* de nos jours, avec les saignées répétées, et ils avaient sur elles et la nature de l'inflammation dans laquelle elles consistent, une toute autre idée que celle que s'en font M. Dubois, l'Académie de médecine et l'*Esculape*. Mais ces derniers médecins n'ont guères lu Botal, Chirac ni leurs successeurs ; ils préfèrent être Pinélistes. Ce n'est pas néanmoins que je sois partisan de ces exsanguifications outrées, mais leur excès même prouve néanmoins la vérité de ce que j'avance.

Après avoir constaté le siége et la nature de l'inflammation, et après avoir reconnu quelle était la maladie spéciale de la portion du système vasculaire, atténuée en capillaires, et son rapport avec celle de ses gros troncs, qu'on appelle *fièvre* ; après avoir reconnu que les effets propres de l'une et de l'autre maladie consistent dans l'accélération ou autrement l'irritation des deux portions de ce système avec augmentation de chaleur dans les deux cas, et de plus rougeur dans la maladie des capillaires, due à la multitude de ses vaisseaux, au peu d'épaisseur et à la transparence de leurs tuniques ; recherchons quelle est la valeur de l'opinion que professait Broussais et avec lui sans doute la Faculté (*) sur le plus ou moins grand nombre des symptômes

(*) Quand j'annonce que les croyances de la faculté sont semblables à celles d'un de ses professeurs, et surtout d'un professeur dont elle a loué les travaux, c'est que je pense que si elle avait été sûre que ce professeur eût débité des erreurs, elle aurait tenu à honneur de l'en empêcher, et ne l'aurait pas loué, afin de ne pas compromettre sa renommée. Son silence

dont l'inflammation s'accompagne , et d'après eux sur sa division en phlegmasie rouge , ou des capillaires sanguins, et en phlegmasie blanche des capillaires ou canaux à fluide non sanguin , autrement appelée *subinflammation*.

Quand un capillaire sanguin est irrité , le seul fluide qu'il contient n'est et ne peut être dans cet état , ainsi que dans la santé , qu'un fluide rouge , seulement augmenté de quantité et de progression. Alors la rougeur est donc pour lui un état nécessairement concomitant , et le mot phlegmasie ou inflammation en est l'expression vraie , puisqu'il porte sur le signe pathognomonique d'une maladie spécialement attachée à un organe. Un canal biliaire congestionné serait de même jaune. Annoncer qu'il y a des phlegmasies qui ne sont pas rouges, c'est donc dire que ces maladies n'appartiennent pas aux capillaires sanguins; alors pourquoi conserver la même dénomination aux unes et aux autres, et les soumettre à la même théorie? N'est-ce pas priver les maladies non inflammatoires d'une irritation et de symptômes propres, se refuser de rechercher ce qui leur est spécial, et attribuer aux capillaires sanguins un rôle beaucoup plus étendu que celui qu'ils jouent réellement. C'est placer enfin toute la nosologie sous l'empire des capillaires rouges; ce qu'avait en effet exécuté Broussais dans ses premiers ouvrages , et même dans beaucoup d'endroits de son cours de pathologie.

Cependant partout où ces capillaires n'existeront pas , partout encore où , quoique existants , ils ne concourront

dans le temps que les murs de son amphithéâtre retentissaient du bruit de ses erreurs et son apothéose sont donc la preuve de son adhésion , et de la nature de ses doctrines.

point aux désordres que l'on observe ; partout enfin où leur maladie viendra s'adjoindre à une maladie préexistante, ou cessera de comparaître après y avoir d'abord existé, que pensera-t-on ? Rien autre chose si ce n'est que l'inflammation est la maladie spéciale des capillaires sanguins, qu'elle peut, comme toutes les autres, s'adjoindre à celle d'un organe voisin, sans en constituer la nature, et que ce dernier a aussi sa maladie spéciale. Cela deviendra encore plus évident lorsque nous aurons dit plus bas à quoi il faut s'en tenir sur la nature et surtout sur le siége véritable de l'inflammation. S'il en est ainsi, la nosologie devrait donc se composer d'autant de maladies distinctes qu'il y a de tissus élémentaires dans l'homme. Mais alors que deviennent toutes nos nosologies, uniquement fondées sur des altérations d'actes fonctionnels, et non sur la vitalité des tissus ! J'invite beaucoup à consulter sur ce point tout ce que l'auteur des Elémens de matière médicale, édité en 1840 par Ebrard, libraire à Paris, un vol., a rapporté à ce sujet dans la partie nosologique de cet ouvrage, à méditer sur le nouvel ordre qu'il donne à cette branche de la médecine, et à le comparer avec ce qui appartient aux nosologistes.

Si j'ajoutais à tout ce que je viens de dire que partout où se montre l'inflammation, elle y est de la même nature, sauf sa distinction en aiguë et en chronique, que partout aussi son traitement est le même, on sentirait encore plus fortement qu'on ne le fait, le besoin de réunir sous un seul et même chef toutes les maladies dont elle est le caractère essentiel et primitif en un seul et même groupe, et à ne regarder les symptômes dont elles s'accompagnent dans chaque organe que comme des lésions de leurs actes fonctionnels, dues au voisinage des vaisseaux malades, lésions qui disparaîtront avec celle de ces derniers.

Lésions organiques. — Quelle est la nature de ces maladies? Les nosologies de la faculté de Paris pourront-elles nous le dire? Recherchons-le.

Richerand, qui admit l'existence de maladies exclusivement appartenant aux propriétés vitales, en reconnut aussi qui étaient propres aux organes et à leurs fonctions : delà son expression de *lésions organiques.* Mais bientôt après, oubliant cette distinction qu'il faisait entre les propriétés vitales et les organes, il assura que les lésions organiques étaient des affections de l'acte nutritif, et soumit ensuite cet acte aux propriétés vitales ; Prolég. p. 102. D'après cela les lésions organiques n'étaient plus que des maladies de ces propriétés, puisque celles-ci, étant directrices du jeu de la nutrition, elles devenaient nécessairement aussi les dépositaires de ses altérations.

Mais avec cela nous fit-il connaître la nature de la lésion dont l'acte d'assimilation était atteint? Il n'en dit pas un mot. Conséquemment quand il serait certain que cet acte est malade, comme on ne sait comment il l'est, il ne reste plus pour le médecin qu'un vague indicible, équivalant à une ignorance complète, puisqu'il ne possède aucune base pour se diriger dans son traitement.

Si Richerand ne nous fournit pas les connaissances que nous avions droit de lui demander comme à un médecin qui traite des maladies, au moins il forma dans ces maladies un groupement rationnel, et après avoir placé les inflammations, les difformités et les corps étrangers vivans et inanimés dans d'autres divisions, il ne réserva pour celui des lésions organiques que les maladies dans lesquelles il apercevait une altération de matériaux. Pinel au contraire fut loin d'être aussi conséquent, et après avoir aussi prononcé que les lésions organiques consistent dans une altération de la structure des organes, due à celle de l'acte nutritif, il y admit néanmoins des maladies évidemment phlegmasiques pour lesquelles il avait formé un autre cadre, même la gangrène qui n'était plus une altération, mais une dissolution, des rétrécissemens des orifices cardiaques, et jusqu'à des calculs urinaires, corps inanimés, et des vers, animaux étrangers à l'homme. C'est un désordre extrême qui a été long-temps professé à l'Ecole de Paris. Aussi n'ira-t-on pas demander à l'un ou à l'autre ce qu'ils pensent de la nature d'une affection composée d'élémens aussi hétérogènes.

Enfin Broussais succède, et le désordre devient plus considérable encore. Il nous présente ces maladies sous deux aspects ; d'abord comme des subinflammations, ou moindre degré d'inflammation, exclusivement appartenant aux vaisseaux blancs ; Cours de path. tom. 1er, p, 68, 1er examen, p. 387, 389 : ce qui en fait tout à la fois une simple variété d'intensité de maladie, et une affection attachée à un ordre spécial d'organes. Mais non content de cette idée, il reporte encore ces mêmes maladies dans une autre classe fort éloignée de celle des subinflammations, intitulée *altérations organiques*, dont elles forment la première division. Si, dans le premier cas, et en les regardant comme des subinflammations, il avait fait quelques tentatives pour expliquer la nature de leur affection , dans le second il n'y a plus rien de semblable, il se range à l'opinion de ses prédécesseurs , qui n'y voyaient que des altérations de structure ; et , dans cette intention , il leur donne pour congénères les difformités et les violences extérieures.

Que conclure de tout cela? Quelle vérité y est comprise , et surtout quelle utilitě en ressortit pour le praticien ? Ce serait bien pire encore, et il jaillirait bien d'autres inconséquences si nous rapportions ici son opinion sur la nature de l'inflammation dont les subinflammations ne sont que des degrés , et toutes ses hypothèses sur les élémens qu'il donnait à ces secondes maladies , tels que les stimulus sanguin et nerveux , qui cependant disparaissent souvent , tom. IV p. 349 , ou même n'ont jamais existé , p. 348 , et dont l'absence fait de ces maladies le plus singulier de tous les phénomènes , puisque c'est alors un effet sans cause.

Faisons cependant une courte réponse à ce mélange de trois opinions diverses , et disons : 1° Que les lésions organiques ne sont point des phlegmasies , ni des degrés inférieurs de phlegmasie , en ce qu'elles n'ont pas , comme ces maladies , leur siége exclusif dans les capillaires sanguins ; et qu'il leur arrive quelquefois , en attaquant les vaisseaux rouges , de n'en recevoir aucune influence , même quand elles résident dans leur tunique interne : 2° Qu'elles ne sont pas l'apanage exclusif des vaisseaux à fluides blancs, puisqu'on les rencontre dans tous les organes indistinctement , même ceux qui ne possèdent aucun vaisseau lymphatique ou excréteur. C'est ce que lui avait déjà fait observer l'auteur d'une brochure intitulée : *De la nature de l'inflammation*, qui faisait consister ces maladies dans une supersécrétion cellulaire huit ans avant qu'il eût reproduit cette idée dans ses commentaires des propositions : 3° Que les vaisseaux et les canaux qui contiennent des fluides blancs ont dans leurs tuniques des capillaires rouges qui les exposent à des phlegmasies rouges ; 4° Enfin qu'il est un grand nombre de phlegmasies, ou irritations des capillaires sanguins, qui n'ont pas plus d'intensité que beaucoup de lésions organiques, comme cela résulte si évidemment de la simultanéité de ces deux genres de maladies.

Mais notre intention n'étant pas seulement de réfuter des assertions jetées sans fondement sur les lésions organiques, mais encore d'en rechercher la nature, essayons de le faire.

Ces maladies sont-elles réellement des lésions de l'acte nutritif? Leur diffusion dans tous les organes a pu le faire présumer, mais si l'on apporte une attention sévère à leur structure et à leur emplacement, on cessera bientôt de le croire. Elles occupent souvent le tissu cellulaire inter-organique ou circum-organique. Dans ce cas leur dépôt se trouve divisé en cellules distendues par le fluide qu'elles contiennent. Si elles prennent naissance au-dedans d'organes composés, elles s'interposent entre leurs lobules ou leurs fibres, qu'elles éloignent les uns des autres, compriment, et réduisent à un moindre volume. Tel est même quelquefois le résultat de cette compression qu'elle va jusqu'à chasser la substance qui compose ces parties, et les réduire en un simple tissu cellulaire. Si d'autres fois elles embrassent dans leur étendue le tissu de ces lobules ou de ces fibres, ce tissu reste souvent distinct au moins dans les commencemens, et si sa nature change, cela n'a rien qui ne s'aperçoive dans toute autre maladie qui s'étend hors des limites de son tissu, et attaque ceux qui en sont voisins; ce dont font amplement foi toutes les phlegmasies. Enfin qu'a d'extraordinaire cette transformation elle-même des élémens d'un tissu non disposé extérieurement en cellules, lorsqu'il est bien certain que toutes les parties de l'économie ont le tissu cellulaire pour matrice, ne sont que du tissu cellulaire diversement conformé, et se résolvent en tissu cellulaire. Tous ces faits sont donc autant de témoignages que les lésions organiques appartiennent au tissu cellulaire.

Recherchons maintenant leur nature. On sait que ces maladies surviennent souvent à la suite d'une irritation plus ou moins violente qui a occupé le tissu cellulaire ou les capillaires sanguins; qu'elles s'accompagnent souvent aussi d'une inflammation adventive, dont elles sont en s'exaltant la cause déterminante. Comment alors penser que ces lésions auraient un caractère différent de celui des maladies dont elles procèdent, ou à laquelle elles donnent lieu? Cela paraîtra encore bien plus évident lorsque nous aurons fait voir que les inflammations ou irritations des capillaires sanguins ne sont que des affections du tissu cellulaire. Tout en elles, la congestion ou l'abondance des fluides dont elles sont gorgées, les nombreux vaisseaux variqueux, dont le genre d'affection n'est certainement pas d'une autre nature que celui du tissu cellulaire engorgé; leur ulcération, leur suppuration, et surtout leurs végétations, quand elles sont abcédées, ne sont-ils pas autant de preuves qui témoignent à la fois de leur siége et de la nature de leur affection ? Mais ajoutons aussitôt : si quelquefois il arrive à ces maladies de revêtir un caractère aigu ou subaigu, cet état, qui annonce une succession de mouvemens précipités, est toujours accompagné d'atonie, ou de perte de ressort dans les organes atteints par la maladie. Dans tous les autres cas dépourvus de cette violence, l'accélération des mouvemens est remplacée par un ralentissement qui tient du *collapsus*, et est entretenu par une langueur dans les mouvemens toniques. Si, dans cet état du tissu cellulaire, quelques fluides se trouvent surpris dans ses aréoles, si d'autres mêmes s'y introduisent, poussés par l'activité des aréoles voisines, ou attirés par l'évasement de celles malades, est-il extraordinaire qu'ils donnent lieu à des départs et à des collections de matériaux divers ? Quant à l'augmentation que reçoivent ces masses, il faut se persuader que si la circulation des parties malades est moins active que dans l'état de santé, elle n'y est cependant pas anéantie, ainsi que le démontrent les suppurations quelquefois abondantes auxquelles elles donnent lieu lorsqu'elles sont ulcérées. Ainsi donc il en est de ces masses ainsi que de celles que l'on trouve quelquefois dans les gros vaisseaux, et qui y sont arrêtés par la maladie de leurs tuniques. Quant à leur diversité, elle appartient à celle des matériaux contenus dans les fluides qui circulent dans leur sein, et qui, ou par ralentissement, ou par le retrécissement des orifices de sortie, ou par l'affection elle-même, et enfin peut-être encore par d'autres circonstances inconnues, éprouvent des départs ou des hypostases. Et quel est le fluide de l'économie, même circulant, lorsque son organe contenant est affecté d'une irritation chronique, où l'on ne trouve pas des précipités ? On connaît les calculs ntestinaux, ceux de tous les fluides sécrétés. On sait combien il est fréquent de rencontrer des masses fibrineuses, fixées à la tunique interne des vaisseaux. Mais ce n'est pas le seul dépôt qui se forme dans le courant du sang, on y a aussi trouvé des caillots, et même au-dedans d'eux un fluide tuberculeux et encéphaloïde. Pourquoi le tissu cellulaire, dont le fluide est si considérable, et où se forme la plus grande partie des matériaux organiques immédiats ne pourrait-il pas éprouver les mêmes événemens ?

En définitive les lésions, dites organiques, ne sont que l'irritation lente et atonique du tissu cellulaire, analogue sous ce rapport aux œdèmes, aux maladies purulentes chroniques, et à toutes les autres maladies de ce tissu, mais accompagnées de circonstances encore inconnues. Si j'étais amateur des maladies spécifiques, il me serait facile d'expliquer la différence qui existe dans le fluide de chacune d'elles par une spécificité dans leur lésion. Mais quelle spécificité admettre dans une maladie où l'on voit rassemblés les uns auprès des autres un si grand nombre de matériaux divers ? Laissons donc aussi nous une place au vague, au défaut des connaissances réelles.

Névroses.— Avant que j'eusse rappelé toutes les maladies précédentes au tissu cellulaire, qu'étaient-elles pour les auteurs ? Des modes ou types de maladies, possédant chacune une nature et un caractère distinct. Ainsi les fièvres formaient ce premier mode ou mode fébrile ; les inflammations en composaient un autre qui rassemblait toutes les maladies analogues à celle qui était le produit de l'épine de

Van-Helmont; les subinflammations, qui agissent moins activement, en étaient un degré, mais cependant inexplicable par leur moyen, conséquemment un degré spécifique et propre, et les lésions organiques n'avaient encore pour beaucoup de médecins rien de semblable à tous les modes précédens, puisque c'étaient des dégénérations, non plus que les névroses si distinctes de tous les autres pour les personnes qui ne consultaient que les symptômes.

Pendant long-temps on pensa ainsi de ces dernières maladies, car par ce mot *névrose* on entendait moins une affection d'organes particuliers, qu'un mode de lésions dont on tirait le caractère de l'espèce de désordre que l'on croyait en former la nature : ce qui invita Richerand à lui substituer le nom d'*ataxie*, qu'il mettait en regard avec ceux de sthénie, asthénie et asphyxie, sous lesquels il classait toutes les autres maladies : procédé très-conséquent dans le cas où les névroses auraient été réellement le produit d'une modification des propriétés vitales distinctes de celles annoncées par les autres dénominations, et beaucoup plus rationnel que celui des nosologistes qui après avoir établi des classes ou modes de maladies fondées sur des produits, des apparences ou même des mouvemens fonctionnels, oubliaient ce qu'ils venaient de faire pour ne plus voir que des maladies d'organes. On ne sait en effet pourquoi en instituant des affections de nerfs, ils ne faisaient pas aussi des ethmoplécoses ou maladies du tissu cellulaire, puisqu'il est le plus étendu dans l'économie, des angioses, des fibroses, des adénoses, et tant d'autres maladies exigées par les connaissances anatomiques. C'est ce que pensa Alibert dont la faculté de Paris répudia cependant la nosologie. Elle ne savait véritablement ce qu'elle voulait ni sur quelle base elle édifiait, et dans cette disposition d'esprit elle continua à se laisser diriger par la nosologie de Pinel, auguste pêle-mêle révéré par elle, qu'elle présenta long-temps à ses élèves comme le dépôt de ses croyances, comme l'évangile sans lequel on ne peut être médecin, ni lui appartenir. Jugez d'après cela combien les nosologistes et leurs sectateurs ont de principes dans leurs théories, et de règles fondamentales dans leurs travaux. Ce fut bien autre chose quand vinrent les maladies spécifiques, que l'on nous dit être entièrement distinctes de toutes les autres, et même différentes entr'elles. Il ne fallait plus que cette classe de maladies, celle des maladies humorales et enfin celles substitutives, lésions d'une toute autre nature encore, pour compléter le désordre.

Maladies spécifiques. — Dans le temps que toutes les maladies étaient générales, et résidaient dans un principe vital un, identique, indivisible et universellement répandu dans le corps, ou y envoyant ses ordres, en quoi pouvait consister la différence qui existait entre les maladies? Par exemple, qu'est-ce qui distinguait la fièvre des camps de la fièvre bilieuse, et ces maladies de la fièvre putride, de la synoque, de l'intermittente, ainsi que de toutes les autres maladies, telles que le scorbut, les scrophules, la maladie vénérienne, etc.? Toutes ces maladies étant rassemblées dans le principe vital, lui seul aussi pouvait être malade, et quelques lésions que subissent les solides et les fluides, elles étaient une conséquence nécessaire de celle qui existait dans l'agent de leurs mouvemens. Dès-lors la seule différence qui put avoir lieu entre les maladies ne provenait donc plus que de leurs causes et des modifications qu'elles étaient censées imprimer au principe vital, c'est-à-dire qu'elles étaient toutes spécifiques.

On voit que cette idée n'est pas nouvelle, et qu'elle est née avec la nosologie. Si cependant les maladies externes donnaient l'idée de quelque différence dans le siége, dès qu'il était question des maladies internes, toutes ces différences disparaissaient. Là le principe était la seule chose dont on daignait s'occuper.

Nous rétrogradons sans cesse en médecine. Est-il étonnant que l'humorisme, la nosologie symptomatologique, la théorie des maladies générales et celle des maladies spécifiques reviennent comparaître et nous imposer leurs lois ? Sous l'empire d'une médecine toute galénique, il nous faut bien recevoir les doctrines qui lui appartiennent. L'une sans les autres donnerait lieu à une lacune dont Hippocrate et Galien auraient à se plaindre s'ils revenaient à la vie, ou dont le feraient à bon droit tous les galénistes actuels.

Toutes les idées d'Hippocrate et de Galien disparaissaient peu à peu, si ce n'est la grande et belle division dichotomique des maladies, appartenant au premier, quoique fausse dans ses bases, et souvent combattue même par des hippocratistes, et la médecine se constituait avec des idées plus en rapport avec les faits. Dans beaucoup de circonstances la théorie des spécificités des maladies faisait aussi place à celle de la vitalité particulière des organes ; lorsque Hunter, embarrassé d'expliquer la différence que présentent les inflammations de chaque organe leur attribua un caractère spécifique, et leur donna des formes spéciales.

Tous les médecins de l'époque de Hunter rejettèrent cette théorie, mais à la voix de Broussais, voir cours tom. IV, p. 214, ceux de son temps, et même ceux qui lui étaient le plus opposés, admirent une doctrine qu'il leur soufflait alors, quoique quelques années auparavant il l'eut critiquée dans Hunter. Il est curieux de lire dans son son 2ᵉ examen, p. 294, les mots ironiques dont il se sert pour la repousser. Mais le maître avait dit, et les échos durent répéter. Dèslors tout accident devint une spécificité ; la dothinenterie et la diphtérite en constituèrent chacune une, et quelle maladie ne le devint pas ? C'est au point que l'on ne sait plus ce qui est et ce qui n'est pas une spécificité. MM. Trousseau et Pidoux, ajoutant encore à cette idée, et complétant la doctrine, prétendent dans leur traité de thérapeutique, que toute substance, qui agit sur l'économie, lui imprime une modification facile à reconnaître; delà, comme le pense l'auteur des élémens de matière médicale et de thérapeutique, ci-dessus cités, autant de maladies distinctes que de substances ; delà l'énumération qu'il en fait laquelle, quoique très-incomplète puisqu'il n'accorde à chaque corps organique ou inorganique qu'une substance active, porte le nombre de cette classe de maladies à plusieurs centaines de mille. Ajoutant ce résultat à celui des maladies appartenant aux autres modes ou types, et surtout à celui des maladies humorales, dont le nombre ne peut être limité , puisque outre leurs altérations spontanées les humeurs peuvent encore en éprouver autant qu'il y a de substances susceptibles de s'introduire au-dedans d'elles, il trouve que la nosologie de la Faculté de Paris n'est pas aussi simple que le croient ses faiseurs. Je ne pourrais m'engager dans la discussion de ce qui est relatif aux maladies spécifiques sans donner à ma lettre une étendue excessive, et je me contenterai d'annoncer que sur ce qui les concerne je m'en rapporte entièrement à ce qu'en pense M. Desruelles sur la spécificité des formes de la maladie vénérienne, et aux réflexions de l'auteur de la matière médicale sur ces maladies en général.

Je voudrais en finir, mais je ne puis résister au désir de vous parler d'une acquisition encore plus récente que la Faculté de Paris vient de faire de l'Allemagne ; je veux parler de l'homœopathie ou des substitutions. En vertu des lois, appartenant à cet ordre de choses, lorsqu'une substance quelconque et étrangère vient à se mettre en contact avec l'homme, cette substance, produisant aussitôt sur lui ses effets accoutumés, les substitue à ceux qui appartiennent à la substance qui l'a précédée, et delà naît une mutabilité qui ne le laisse jamais en repos soit en santé, soit en maladie ; d'après quoi la vie n'est plus qu'un jeu continuel de mutations et de substitutions, ou une homœopathie incessante : voilà ce qui est généralement admis par la Faculté de Paris. Les spécificités et les substitutions forment le fond de toutes ses doctrines et de tous ses écrits. On les voit apparaître dans les ouvrages de pathologie à côté des maladies générales et humorales, dans les matières médicales, et jusque dans les formulaires, celui par exemple de M. Bouchardat qui est un de ses agrégés. Tout s'explique actuellement par les spécificités et les substitutions.

Mais nulle part cette théorie n'a reçu autant de développemens que dans le traité de thérapeutique et de matière médicale de MM. Trousseau et Pidoux. Cet ouvrage existait avant que la Faculté eût admis M. Trousseau au nombre de ses membres, et servait de guide aux élèves qui suivaient ses cours de matière médicale. Conséquemment les doctrines qu'il contient avaient reçu une double publicité par le livre et par le cours oral. Lorsque M. Trousseau fut obligé de faire à la Faculté ses preuves de capacité pour y être admis, il ne le pût sans y donner place à ses théories sur la spécificité, et surtout sur les substitutions; et ce n'est alors que d'après une intime conviction de leur valeur qu'elle s'est plu à en admettre le compilateur. Avec cette Faculté, surtout si elle vient à recevoir l'investiture des droits d'une université autocrate et infaillible, les médecins de France tiendront bon gré malgré à Galien et à Hahnemann. Que de lumières se résument dans ces deux noms ! Pour cette grande classe d'actes, je vous renvoie encore aux élémens de matière médicale cités.

Conclusion sur les nosologies de la faculté de médecine de Paris. — Après avoir passé en revue les principales classes dont se composent les nosologies qui appartiennent à la Faculté de médecine de Paris, cherchons quels en ont été les bases et les résultats.

Dans le principe, la nosologie spéciale n'était que la série inordonnée des maladies, telles que chaque médecin les concevait. On n'avait point encore créé en elle de divisions importantes qui tendissent à rapprocher celles que l'on croyait semblables, afin d'y puiser le caractère fondamental qui les distinguait, et d'où l'on pût déduire la théorie de la nature de la maladie en général. Si l'on en excepte quelques divisions insignifiantes, qui n'avaient aucun rapport avec elle, telles que celles fondées sur la durée , sur les âges , sur les régions du corps qu'elle occupe, et sur son étendue locale ou générale , ou toute autre semblable , aussi étrangère , la nosologie n'avait réellement aucune méthode. L'antiquité possédait cependant un plan nosologique général , fondé sur ce qu'elle croyait être leur nature , mais comme un grand nombre de maladies ne pouvaient y entrer , et que plusieurs de celles qui y avaient été encadrées paraissaient y répugner, on l'abandonna, et on chercha long-temps après , dans des rapports plus généraux , le moyen d'obtenir cette classification. Le premier essai qui en fut fait appartient à Félix Plater , qui divisa les maladies en lésions de fonctions , en vices apparens, et enfin en évacuations et en rétentions.

En reprenant l'édifice Sauvages ne fit , ainsi que Plater , qu'encadrer les maladies d'après des ressemblances toutes symptomatologiques, telles que les difformités superficielles, les fièvres , les phlegmasies , les spasmes , les anhélations , les débilités, les douleurs et les cachexies. Les classifications de Linné , de Vogel , de Sagar n'en diffèrent que par quelques changemens sans importance.

Sauvages avait été le premier à introduire dans sa nosologie des ordres fondés sur la nature des organes ; tels furent ceux de ses phlegmasies exanthêmateuses , ou de la peau, ses phlegmasies membraneuses et celles parenchymateuses ou du tissu cellulaire ; tout le reste était purement symptomatologique ; et ces trois ordres eux-mêmes étaient également soumis au symptôme commun de l'inflammation, ce qui ne pouvait pas être autrement , puisque les maladies dont il composait ses ordres et ses classes en étaient également empruntées. Linné y ajouta l'inflammation des muscles, et Cullen les névroses. Ce cadre fut accepté par Pinel qui ne chercha même pas à profiter de l'exemple de Cullen, qui avait fondu ensemble les fièvres, les phlegmasies, les exanthèmes, les hémorrhagies et les flux actifs, et des avait placés sous le symptôme *pyrexie*. Ses lésions organiques ne furent que les vices et les cachexies de Sauvages, remaniés et composés de maladies hétérogènes.

Dans toutes ces nosologies, comme on le voit, il n'y a que des apparences ou des symptômes qui en soient la base, auxquelles on a ajouté quelques essais informes de lésions dues à des siéges, mais rien qui ait trait à la nature des maladies.

Un autre médecin, Darwin, auteur de la zoonomie, fatigué de toutes les inconséquences de ses devanciers qui, après avoir défini la maladie une lésion des fonctions, allaient la chercher dans les symptômes et la différence des organes, résolut de fonder sa nosologie sur les fonctions elles-mêmes, et d'en tirer les divisions. Il ne put réussir aux yeux mêmes de ceux dont il avait emprunté la théorie; preuve manifeste de leur erreur commune.

Alors Alibert, professeur à la faculté de médecine de Paris, crut devoir prendre le contrepied de Darwin. S'apercevant que ce qui avait fait le succès de la nosographie de Pinel dans l'École de Paris ne consistait pas dans la recherche de la nature des maladies, puisqu'il n'en dit pas un mot, et qu'il les regarde comme de pures abstractions, mais seulement la fixation du siége qu'il avait formée dans les maladies inflammatoires, ainsi que dans les névroses; voyant aussi avec quelle ardeur ses confrères recherchaient le siége des maladies, et quelle confiance ils mettaient dans sa découverte, il crut ne rien faire de mieux que de se laisser diriger par cette tendance des esprits, et de fonder la nosologie uniquement sur la différence des organes. Il n'était pas possible de mieux remplir les intentions de ses pairs. Son ouvrage n'était véritablement que le programme de leurs pensées. L'ouvrage publié, il n'en fut question qn'au sein de la faculté et chez le libraire éditeur. Triste sort des théories de cette faculté !

Alibert et la faculté ne s'étaient pas aperçu que cette recherche de la résidence des maladies, quand elle était placée en première ligne, était un contre-sens au but des nosologies, dont le véritable objet est la connaissance de la nature de là maladie; qu'au-dessus des organes est une vitalité dont ils possèdent tous une partie, et qu'avant de rechercher quelle est la résidence d'une maladie, il est absolument nécessaire de savoir de quelle manière cette vitalité est affectée; qu'en conséquence toute considération relative à chacun des organes du corps ne peut se présenter qu'en sous ordre de celle plus générale, attachée au mode de lésion que supporte la vie. L'un et l'autre auraient encore dû se dire que la chose la plus importante dans toute maladie n'est pas de savoir où réside la maladie, mais de quelle nature elle est, puisque c'est cette nature qui décide de tout ce qui a lieu dans l'organe ainsi que des moyens de traitement à employer, et que tout ce qui regarde l'organe n'est qu'un accident dans les phénomènes et le traitement. Outre cela j'aurais encore à dire que, dans les maladies aiguës, cette fixation du siége n'est pas à beaucoup près aussi importante que dans les maladies chroniques où le système capillaire n'intervient point ; puisque, dans ces

premières maladies „ l'affection , étant uniquement et primitivement résidante dans les vaisseaux capillaires sanguins „ et ces organes étant les mêmes partout ; leur inflammation est aussi la même , et reçoit partout le même
traitement ; que si cette résidence des maladies devient utile
à connaître , ce ne peut guère être que pour les maladies
chroniques et exsangues , parce qu'elle indique dans les
parties affectées une différence réelle , qui à son tour en
réclame une dans les moyens à employer ; mais toutefois,
et je le répète encore , après avoir d'abord constaté la nature de l'affection , chose principale , et sans laquelle il est
inutile d'aller plus loin. Enfin j'aurais encore à exposer que
c'est ce dernier sujet qui est le plus inconnu de la faculté ,
et qui devait en conséquence le moins occuper celui qui se
rendait l'organe de ses théories.

Broussais vint après tous ces auteurs , et empruntant un
peu de tous , comme c'était son habitude , il fit aussi des
classes de maladies symptomatiques , (*inflammations* , si
on les considère sous le rapport de leurs symptômes comme
les anciens nosologistes, *subinflammations , anomalies
des phénomènes vitaux , débilités*), des classes de maladies fonctionnelles (*névroses* , ces mêmes *inflammations
et subinflammations,* si on veut absolument les rattacher,
aux actes des capillaires sanguins et lymphatiques) ; des
maladies d'organes , (*altérations organiques et divisions
des phlegmasies*) ; des maladies humorales aussi , des maladies par vice de conformation , et enfin d'autres maladies
encore, attachées à des actes ou à des objets entièrement
étrangers à l'homme (*violences extérieures , animaux
parasites*). Tout est entassé; c'est un chaos , venu après

les autres, et par cela même plus considérable à raison des emprunts de toutes sortes, faits sans choix ni mesure. Cependant la Faculté de Paris l'a fait louer officiellement dans son sein, et en est à cette production, qu'elle ne dépassera certainement pas. C'est même, dit-on, d'après le réglement tacite ou exprimé, rédigé sur cette admirable doctrine, qu'elle recevra dorénavant ses candidats au doctorat, ou aux chaires vacantes, comme auparavant elle les recevait d'après celui qui était calqué sur la nosographie de Pinel. Cela une fois bien reconnu, ce n'est pas le vrai et ce qui existe que le disciple de cette école devra s'attacher à rechercher, il lui faudra avant tout être écho ; par ce moyen il obtiendra les lauriers et les récompenses de cette faculté. Lorsqu'on est dans les ténèbres, où ne connaît que les ténèbres.

Je n'ai qu'une réflexion à faire sur toutes ces nosologies, et surtout la dernière. Si la base, empruntée des symptômes pour former ces tableaux, était jugée bonne, pourquoi ne pas la conserver ? Si au contraire c'était celle empruntée aux organes, ne devait-on pas la substituer en entier à la première, plutôt que d'en faire un mélange peu rationnel ? Enfin si les fonctions paraissaient avoir plus de droits pour cela, on ne peut se rendre compte des raisons qui ont pu les faire rejeter, ou plutôt qui ont porté à accepter les unes et repousser les autres, et sans en donner aucunes raisons. Il n'y a guère de jugement dans ce procédé, et cependant c'est la qualité dont le médecin a le plus grand besoin.

Il y a deux mille ans et plus, un médecin, le grand Hippocrate se conduisit autrement. Il dit à ses confrères : « Recherchez les actes primitifs de l'économie, et rattachez-y vos maladies, je suis d'accord sur ce point avec le public. Les maladies spéciales que j'ai instituées ne présentent que des apparences trompeuses; et privé encore de documens nécessaires pour les relier aux grands actes, j'en fais une énumération décousue. Quant à vous, mes successeurs, n'imitez pas ce que j'ai fait moi-même avec elles. Ce ne sont que des jallons de départ qui appartiennent à une ligne dont je n'aperçois pas les intermédiaires. Vous remplirez ce vide, mais prenez garde aux erreurs. » Voilà ce qu'il dit en propres termes. Ils sont écrits dans toutes les grandes pages où il a inscrit les résultats de ses observations faites en Scythie, en Grèce, en Thrace et en Thessalie. Ces paroles ont passé inentendues si ce n'est par les méthodistes, dont les erreurs sont encore la preuve de leurs efforts. Après eux le chaos à recommencé, les nosologistes l'ont augmenté; avec eux l'ère de Galien et des Arabes continue. L'université et la Faculté de Paris la rendront perpétuelle.

Avouons-le donc, les nosologistes n'ont embrassé que de fausses apparences et se sont considérablement trompés en calquant leurs classifications sur les symptômes, les fonctions ou la différence des organes, et en y allant chercher la nature de la maladie. Hippocrate aussi avait formé des maladies symptomatologiques, des maladies fonctionnelles et encore des maladies basées sur la différence des parties; qui plus est, quand il ne pouvait trouver en d'autres rien qui pût l'autoriser à cela, il en empruntait la dénomination à une similitude, quelquefois fort étrange. Mais, quand il cessa de se renfermer dans les particularités, et qu'il étudia les grands faits de l'économie, qu'il s'éleva aux actes de

la vitalité, ces actes communs à tous les organes, et re-
chercha leurs lésions, c'est-à-dire les *communia* des maladies, comme les appelaient les méthodistes ; alors il leur
rapporta toutes les affections sans distinction d'organes, de
fonctions ou de symptômes, et il en survint une dichotomie.

La dichotomie d'Hippocrate, il est vrai, n'est pas sans
défaut. D'abord il se méprenait sur la nature des mouvemens qu'il prêtait au plus grand nombre de ses *stricta*, ou
maladies par resserrement. Telles étaient surtout les maladies aiguës, qui se composent évidemment de mouvemens
progressifs exagérés, et finissent toutes, quand elles sont
très-intenses, par s'accompagner d'atonie ou de relâchement. Secondement il attribuait un état opposé à tous les
cas accompagnés de flux, dont un si grand nombre appartient encore à l'irritation. Grande erreur sans doute, mais
le temps n'était pas encore venu porter la lumière sur la
cause des flux et de l'oppression.

Mais quelque défectueuse que soit la dichotomie d'Hippocrate, qu'y-a-t-il de semblable dans les nosologies ? Leurs
auteurs ont bien su s'emparer de sa théorie des maladies
générales, des maladies humorales, et de ses médications
sédatives ; mais outre cela voyons-nous autres choses
en elles que des groupes de symptômes, et des maladies
calquées sur eux, soit qu'elles conservent leurs noms
primitifs et symptomatologiques, soit qu'on leur en ait
imposé d'autres empruntés aux organes ? Leurs auteurs
ont-ils pensé le moins du monde à cette vitalité commune
à tous les organes, dont les actes identiques leur impriment
une manière d'être analogue, et s'exprime secondairement
par des résultats fonctionnels, propres à chacun d'eux,

lesquels seuls forment à leur tour tout ce qu'il y a de particulier, dans les symptômes de leurs maladies ? L'énorme différence qui séparera toujours ces faux hippocratistes d'Hippocrate lui-même est que ceux-là n'ont jamais osé élever leurs vues, et qu'Hippocrate, au milieu de la multitude des erreurs qui lui avaient été imposées par l'ignorance du temps où il vivait, et les obstacles de tout genre, est néanmoins rempli de ces hautes considérations qui n'ont jamais entré dans l'esprit de ses faux admirateurs.

Cependant quel que soit l'engouement des nosologistes modernes pour leurs *communia* symptomatiques, fonctionnels ou anatomiques, et leurs efforts pour étouffer ceux propres à l'irritabilité ; comme ceux-ci ressortent malgré eux des maladies qu'ils admettent, recherchons-les en elles. Dans cette intention, nous allons les considérer sous le double rapport de la nature de leur affection et de leur siége.

Nature de l'affection. — Les mouvemens qui se manifestent dans la première classe des maladies appartenant aux nosologies, ou les fièvres, sont d'une telle évidence qu'ils ne laissent aucun doute, et qu'il n'y a à leur sujet qu'une seule expression. Tous les médecins en effet ont unanimement répété qu'il y avait en elles une agitation excessive du cœur et des artères, ou comme le disait Boerhaave, une irritabilité augmentée. Si un grand nombre d'eux n'ont point fait mention de l'irritabilité, tous ont reconnu que le pouls était excessivement vif et répété. Il n'y a aucun dissentiment à ce sujet. Alors qu'est-il besoin d'aller invoquer une chaleur souvent nulle, et même au contraire remplacée par un froid glacial ? Dans quelque moment en effet que vous inspectiez un fébricitant , soit qu'il ait chaud, soit qu'il ait froid , vous voyez en lui un pouls vif qui ne cesse qu'à la mort. J'en dirai autant des autres symptômes , de la sueur , des spasmes ; aucun d'eux n'est constant. Celui du pouls les domine tous, et est le seul qui existe toujours. La conclusion à tirer de cette maladie est donc obligée , et nous sommes forcés d'avouer qu'elle consiste en un excès de mouvemens. C'est un fait sensible et matériel.

Si des fièvres nous passons aux phlegmasies, nous avons assez disserté sur la nature de leurs mouvemens et sur leur identité avec les fièvres , pour qu'il ne reste, je crois, à leur égard aucun doute. Le collapsus lui-même, avons-nous dit, que l'on y aperçoit quelquefois, n'est pas une paralysie, mais une simple suspension d'exercice provenant de son excès antérieur, une entrave , quelque chose de semblable à l'ivresse. C'est un ressort garrotté qui reprendra tous ses mouvemens, quand il sera dégagé des obstacles qui en empêchent le développement. La pierre elle-même , si pleine de gravitation et de tendance au mouvement, cesse de tomber quand elle est arrêtée par un obstacle.

Tout ce que nous avons rapporté des inflammations est applicable aux subinflammations. Ces dernières, on le sait , proviennent souvent d'une inflammation. D'autres fois elles en provoquent l'apparition , et s'en accompagnent. Pourrait-on penser que la maladie primitive et la maladie conjointe sont de nature différente ? Ce fait est-il possible ? Et est-il un seul cas que l'on puisse présenter en preuve ? Si l'on avoue donc que l'inflammation rouge et l'irritation blanche, qui en est le terme ou le point de départ, sont identiques dans la nature de leurs mouvemens, et seulement différentes par celle des organes de leur résidence, on aura admis que leur nature commune est également un mouvement accéléré ; les résultats d'ailleurs l'annoncent suffisamment. S'il y avait paralysie, ou défaut radical de mouvemens, les organes resteraient dans l'état où la maladie les aurait surpris, et il ne s'y ferait aucun engorgement ; ou s'il s'en formait un, il ne s'accompagnerait ni de végétation luxuriante, ni d'une excrétion quelconque, et encore moins d'une excrétion augmentée. Or c'est ce que l'on aperçoit dans un grand nombre de ces maladies, surtout quand elles sont ulcérées.

Ce ne sont certainement pas les maladies spécifiques qui peuvent apporter aucun résultat différent à ce que nous présentent les autres maladies, car il est reconnu que toutes sont des phlegmasies. Ainsi donc loin de former le sujet d'une objection quelconque, elles viennent elles-mêmes ajouter des preuves à ce que nous disons.

Je n'irai pas invoquer les flux que l'abondance de la matière et la répétition des mouvemens viennent ranger naturellement dans notre catégorie.

Dans les lésions organiques des auteurs substituez la fibrine, la matière encéphaloïde ou colloïde à l'albumine, qui forme en plus grande partie le dépôt des subinflammations de Broussais, et vous en aurez la théorie. D'ailleurs examinez les végétations et les excrétions de celles qui sont ulcérées, et dites si ces résultats sont ceux d'une paralysie ou d'une abexcitation.

Enfin toutes les névroses se manifestent par des augmentations de l'une ou de l'autre fonction des nerfs. Hypéres-thésie, agitations, frémissemens, spasmes, impatiences, manie, fureur, lequel de ces phénomènes ne constitue pas une sur-activité ? Si je ne mets pas en compte ici les para-lysies et les impuissances, c'est qu'elles sont des résultats d'une action mécanique portée sur les nerfs, ou d'un obs-tacle semblable apporté à leur circulation. Les anomalies ou irrégularités que ces maladies présentent dans leurs phé-nomènes attireraient-elles l'attention au point de faire né-gliger la considération de l'état des organes ? Mais ces ano-malies ne sont le plus souvent que des interruptions, dans la succession d'actes qui se précipitent, et d'ailleurs quelle irritation ne vicie pas le produit des organes qu'elle attaque ? Or les symptômes nerveux ne sont aussi que des résultats.

Ainsi donc toutes ces maladies ont un rapport commun, l'exagération des actes internes dans les organes qui en sont le siége. Au lieu de cela, faites germer et végéter ces maladies, comme il plaît de le penser à quelques médecins, vous ne faites encore que leur prêter des mouvemens. Tout est donc mouvement en elles, et comment pourrait-il en être autrement, puisque la vie n'est qu'un mouvement, et la maladie un désordre de ce mouvement. D'ailleurs cette théorie est dans un rapport immédiat de cause à effet avec l'action de tous les agens qui produisent ces maladies, les-quels sont tous irritans.

Nature des organes malades. — Nous avons encore à considérer les nosologies sous le rapport de la nature des organes malades. Ce second sujet nous mettra à même de savoir sur quoi porter les divisions du système, et de nous en faire une tout autre idée que celle qu'en a la Faculté de Paris. Reprenons encore pour cela chacune des grandes divisions que les nosologies nous offrent.

Si nous considérions les fièvres dans leurs mouvemens généraux, certes nous ne pourrions penser autre chose si ce n'est que ces maladies ont leur résidence dans les organes fibreux qui se trouvent dans les vaisseaux, puisqu'il n'y a qu'eux qui puissent avoir d'aussi grands mouvemens. Mais on opposerait à cette opinion que, dans toutes ces maladies, la nécroscopsie a plutôt constaté des lésions dans la membrane interne que dans celle fibreuse ; d'où l'on peut conclure que ces maladies consistent dans une irritation de la première, qui se propage par voisinage à la seconde, et l'incite à des mouvemens analogues à ceux que tout irritant ingéré produit dans le canal alimentaire, quoiqu'il ne soit en contact qu'avec la muqueuse de ce canal, et y laisse toute son action immédiate. Delà aussi la promptitude avec laquelle toute substance qui passe dans la circulation y produit une fièvre momentanée.

Mais cette membrane interne des gros troncs vasculaires est entièrement cellulaire, les fièvres seraient donc une irritation du tissu cellulaire.

L'inflammation, avons-nous dit, est considérée par tous les médecins comme une irritation des capillaires sanguins. Ces capillaires font partie du système vasculaire. Conservent-ils partout une tunique fibreuse ? Cela est d'autant plus susceptible d'objection qu'il n'est guère possible de l'observer, que, dans beaucoup de cas, cette membrane abandonne les vaisseaux qui pénètrent dans un canal osseux, ou dans un autre organe à texture serrée, et qu'elle n'existe point dans les dépôts albumino-fibrineux excrétés à la surface des membranes intérieures qui sont cependant susceptibles de s'enflammer : ce qui réduirait le système capillaire à un tissu cellulaire tubulé, qui serait la terminaison de celui existant au-dedans des troncs vasculaires. D'ailleurs la membrane fibreuse existât-elle, ce n'est pas sa présence qui changerait la résidence de la maladie, et l'empêcherait de n'être encore que l'irritation d'une membrane cellulaire tubulée, contenant aussi du sang.

D'après cela l'inflammation ne serait donc encore qu'une irritation du tissu cellulaire, mais de cette portion qui est conformée en tubes capillaires, faisant suite à celui analogue des troncs. De là aussi l'analogie qui existe entre les inflammations et les fièvres. On doit préjuger par cela quelle est la facilité avec laquelle toutes les maladies du tissu cellulaire sont promptement inflammatoires et fébriles.

Les lésions organiques ou les subinflammations, comme nous l'avons vu, ne sont que des maladies du tissu cellulaire, mais exsangue ou aréolaire. C'est l'idée que présentent les hydropisies froides, diffuses ou enkystées, les tumeurs lardacées et scrophuleuses ou éléphantiaques, et un grand nombre de dépôts d'une autre nature que l'albumine. Voilà donc encore des maladies, que l'on avait entièrement séparées les unes des autres, et cependant identiques sous le rapport de l'organe affecté, quoique différant beaucoup sous celui du fluide contenu, qui dans les antécédens produit l'acuité ou ajoute à celle existante.

Dans une nosologie, fondée sur la nature des organes, ces trois classes de maladies devraient donc, conjointement avec les hémorrhagies, (irritations de ceux des capillaires artériels, qui s'abouchent avec des canaux ouverts à l'extérieur ou dans une cavité), ne faire qu'une seule et même division, basée sur le tissu cellulaire et ne constituer qu'un seul et même ordre d'affection. Seulement cet ordre serait susceptible de variétés à cause de la configuration de ce tissu et de ses fluides, lesquels donnent lieu d'abord à des symptômes appartenant à leur couleur et à leur chaleur, puis à des accidens dus aux principes qu'ils contiennent, tels que le sang oxigéné. PREMIER TISSU.

En passant de ces maladies aux névroses non inflammatoires, nous entrons dans une série de phénomènes tout-à-fait différens. Là c'étaient des transports et des dépôts de fluides, les uns rouges, les autres blancs, et avec eux une nutrition ou une désassimilation qui enlevait les produits importés. Ici il n'y a plus rien d'analogue : on ne voit plus ni fluides, ni courans, ni dépôts, ni jeux de nutrition, mais des sentimens internes, des sensations, des locomotions d'organes évidemment contractiles. C'est tout un autre domaine et d'autres faits, et avec eux un autre tissu et une autre conformation. DEUXIÈME TISSU.

Mais que deviennent les maladies des cartilages, des membranes superposées au derme et des poils ? Faudra-t-il les laisser dans les vices ou les difformités où toute autre classe ? Au moins il faudrait le dire. Si j'étais appelé à faire une nosologie, je les placerais sans aucune incertitude dans les lésions du tissu cellulaire, mais exsangue et condensé, et je ne manquerais pas de preuves décisives pour cela, surtout s'il était question des cartilages, mais pour le moment je me donnerai bien de garde d'entamer ce sujet.

Et le tissu fibreux, continuera-t-on de le laisser en sous-ordre, et d'attribuer ses maladies aiguës aux inflammations et ses maladies chroniques aux névroses, comme le font beaucoup de nosologistes? Je leur laisse ce sujet à discuter, et à décider avec leurs règles nosologiques.

Après avoir disserté, mettons en dehors les conclusions incluses dans ce que nous venons de dire. Considérées sous le rapport du tissu où elles résident, toutes les classes noso-logiques se réduisent à deux ou au plus à trois. Considé-rées sous le rapport des mouvemens, nous n'y en avons vu qu'une, celle de l'accélération, quelquefois empêchée, mais non détruite dans son principe. Si nous les envisa-gions sous le rapport des actes fonctionnels, nous en ver-rions autant qu'il y a de ces actes, et c'est ce que la plupart des nosologies n'ont pas fait. Si c'était sous le rapport des symptômes, il y en aurait autant que d'apparences. Quel choix les nosologistes ont-ils fait de toutes ces bases, et que signifient leurs classifications? Il n'y avait que des classi-fians qui pussent nous donner un pêle-mêle semblable, et détruire aussi scientifiquement toute la pathologie.

Ce sujet a pu paraître long, mais il est inépuisé et iné-puisable, et je ne puis me déterminer à l'abandonner sans y ajouter une dernière réflexion sur l'inflammation.

Tous les auteurs, comme nous l'avons dit, en ont una-nimement rapporté le siége aux capillaires sanguins, et nous-mêmes nous nous sommes complu à nous joindre à leur opinion. Mais quelle idée se faisaient-ils de ces capil-laires, organes complexes dans leur structure, qui don-naient le branle à tout, et à l'inflammation, qui sortait de leur sein pour aller disséminer la maladie? Il y avait bien des obscurités dans cette hypothèse. Examinons plus atten-tivement les phénomènes qui nous présentent l'ensemble d'un organe entrepris par l'inflammation, et peut-être nous déciderons-nous à en prendre une autre idée que celle que les nosologistes en ont.

Quand on observe les inflammations isolées qui se montrent à la peau, ou aux muqueuses externes, on n'aperçoit alors qu'une tache rouge uniformément colorée. Dans ce cas tout invite à croire que l'ensemble du tissu cellulaire, tant celui qui est conformé en vaisseaux que celui aréolaire, est simultanément affecté. Mais, dans d'autres cas, les symptômes ne sont pas les mêmes. Quelquefois des taches nombreuses, et peu distantes les unes des autres, se font remarquer à la surface d'une membrane généralement gonflée. D'autres fois, et surtout dans les membranes muqueuses du canal alimentaire, au lieu de taches orbiculaires que l'on y voit aussi, la coloration ne forme plus qu'une ou plusieurs bandes étroites, des arborisations, de simples stries ou seulement des pointillés, où la rougeur est tellement circonscrite qu'elle n'occupe que le sommet des papilles, et que le tissu intermédiaire est transparent, dit M. Andral, Anat. path. tom. II, p. 38, 39.

Cependant toute l'étendue de la membrane est généralement épaisse, douloureuse, et verse abondamment de tous les points de sa surface, soit intérieure, soit extérieure, des fluides. Que pensera-t-on donc de l'état dans lequel sont ces deux espèces de parties? La maladie n'occupe-t-elle que les points colorés? Si elle s'étend aussi à ceux non colorés, il faudrait donc penser que l'inflammation est accompagnée d'une autre irritation; que là où elle est elle annonce une irritation de vaisseaux colorés par la surabondance de leur fluide; et que les parties non colorées qui ne contiennent pas ce fluide, puisque sa présence ne manquerait pas de les colorer aussi, sont aussi le siége d'une irritation qui ne serait plus inflammatoire. D'ailleurs veut-on se faire une idée exacte de la nature de cette coloration, examinez le centre d'un érysipèle comprimé et devenu blanc. Le sang chassé, il ne reste plus que le tissu blanc, et seulement gorgé de ses fluides propres circulant dans ses aréoles ; la rougeur n'était donc en lui que le résultat de sa transparence, et son fond est donc blanc. C'est ce fond qui, dans les irritations chroniques, et même souvent aiguës, ou dans les intervalles non colorés, est gonflé et pâle, parce qu'il ne fournit alors que la couleur de son propre fluide.

Ce que je viens de dire est entièrement applicable à l'irritation de la tunique interne des gros vaisseaux dans les fièvres, et a souvent occasionné des illusions à ceux qui refusaient obstinément d'y placer le siége de la maladie, puisqu'ils préféraient, pour me servir des expressions de l'*Esculape*, la reporter dans les hautes régions d'un principe vital chimériquement spirituel et autocrate, ou dans d'autre chose de tout aussi général et fantastique.

En définitive, si les capillaires sanguins sont partout les dépositaires de l'inflammation, et si les taches et les colorations rouges en sont les indices caractéristiques ; partout où il y a une inflammation, cette maladie doit être accompagnée de rougeur, mais là où cette rougeur n'existe pas, il est permis de croire à une irritation sans doute, mais occupant un autre siége, et c'est ce qu'annoncent tous les autres symptômes différens de la rougeur. Ainsi donc, dans les intervalles compris entre les rougeurs, serait une irritation du tissu cellulaire non tubulé, seulement rempli de son fluide propre, habituellement incolore, lequel se réduit en pus blanc, et se répandra tel au dehors si quelques-unes de ses aréoles viennent à s'ouvrir. Mais les espaces colorés seront le siége exclusif de l'irritation de la portion du tissu cellulaire, conformé en vaisseaux, au-dedans desquels circule le sang. L'une et l'autre maladie ne seraient encore que la maladie d'un même tissu, occupé intérieurement par un même fluide blanc, mais dont l'un conformé en vaisseau, contient en outre au-dedans de sa tubulure un fluide rouge qui ne communique point avec le premier, comme ailleurs il donne cours à un fluide sécrété par une glande. (*).

C'est là sans doute ce que présumait l'auteur de la matière médicale, ci-dessus citée, mais dont il ne se rendait pas un compte exact, lorsqu'il plaça le siége originaire de l'inflammation dans le tissu cellulaire, mais lui donna pour effets une effusion de sang dans ses mailles : ce qui cons-

(*) Tous les anatomistes savent que le tissu cellulaire n'est pas injectable ; dès-lors il forme un organe distinct. S'il était injectable, le sang pourrait passer au-dedans de lui au moins dans les inflammations, et remplacer son fluide propre; ce qui n'a pas lieu, comme le prouve le pus qui en sort blanc; c'est ce dernier fluide, dont les altérations composent, avons-nous dit, les matériaux divers que présentent les lésions organiques. Ces maladies encore si peu connues, et tant d'autres, que nous pourrions rapporter, nous font voir que, quoique cet organe soit universellement répandu dans l'économie, et prête une gangue à tous les autres, il n'a cependant point attiré l'attention des nosologistes autant qu'il le mérite, car

tituerait un épanchement. La vérité serait-elle constamment destinée à n'être que le reflet de l'erreur? Alors l'histoire de celle-ci serait bien précieuse.

Si cette théorie était vraie, quelles n'en seraient pas les conséquences? D'abord il serait évident qu'il n'y aurait qu'illusion dans cette doctrine qui met partout en avant ses vaisseaux capillaires et ses nerfs; secondement que l'inflammation ne serait qu'un accident de coloration; et enfin que tout événement primitif dans la vie de l'homme sain ou malade appartiendrait au tissu cellulaire.

Maladies humorales. — Nous aurions laissé un vide immense dans notre examen des nosologies, si nous n'y avions ajouté quelques réfléxions sur les maladies humorales; ce que nous en avons dit ci-dessus dans la lettre IV étant sans doute oublié.

La nosologie humorale de la Faculté de Paris, comme celle de Galien, porte sur deux modes d'altération, la quantité et la qualité. Dans l'examen de ces deux circonstances nous devons d'abord éliminer celles de ces altéra-

même en décrivant ses maladies, ils ne savent à quel organe les rapporter, et dans cette disposition d'esprit, ils en font des classes indéterminées, sur lesquelles alors ils dissertent à perte de vue. Quand on voudra y faire plus d'attention, on verra toutes ces classes s'évanouir et rentrer dans le nombre de celles qui ont un organe pour résidence. Cela opéré, il ne s'agira plus que de rechercher la nature de leur lésion. Voilà avec les causes les faits principaux de la nosologie; avec eux disparaîtra la multitude des systèmes qui encombrent cette science, et le verbiage qui les soutient. Aux rêves succéderont des idées fondées sur des faits.

tions qui sont dues à l'introduction dans l'économie de substances étrangères, puisque, comme telles, elles ne font point partie de la composition et de la nature de ses humeurs, dans lesquelles elles ne tiennent que la même place qu'une balle, une épine, ou un pou dans les chairs, et dont elles sortent douées de leurs mêmes qualités, avec cette différence néanmoins que les humeurs, étant dépourvues de toutes propriétés autres que celles de composition et de division, elles sont par cela même à la merci des solides qui effectuent cette composition et cette division. On sent bien que j'en excepte toutes les substances alimentaires introduites par le canal intestinal et les poumons. Dès-lors nous n'avons donc plus à nous occuper que des altérations que l'on pourrait présumer être spontanées dans les fluides.

On sait d'abord que toutes les qualités d'une humeur contenue au-dedans d'un solide quelconque, reçoivent de la part de ce solide un grand nombre de modifications, uniquement dues à l'état sain ou morbide, dans lequel il se trouve. Ainsi si les tuniques de ce solide sont enflammées, les fluides y contenus passent par une suite de modifications, qui accompagnent exactement celles du solide. Ici il n'y a donc, ainsi que lors de l'introduction des substances étrangères, rien de propre aux humeurs. C'est à une cause analogue que sont dus tous les dépôts de matériaux immédiats, soit dans les gros troncs vasculaires, où on les voit quelquefois appliqués à leurs tuniques malades, soit dans les aréoles du tissu cellulaire, où la décomposition et le dépôt s'en font par suite de la maladie de cet organe. Il ne reste donc plus qu'à rechercher à quelle cause est due la variation dans les proportions de ces mêmes matériaux dans le sang circulant.

Si ce fluide ne fait que recevoir ses matériaux des autres vaisseaux ; s'il est soumis à des filtrations électives de la part de tous les organes sécrétans qui le forcent à leur céder les substances qui leur conviennent ; s'il est obligé de recevoir toutes celles que d'autres lui apportent, ou lui envoient ; si enfin la nature et la quantité de ces matériaux sont elles-mêmes soumises à l'emploi, au refus ou à l'élaboration que tous les solides font des molécules qui leur sont apportées, et au rejet qui résulte de leur désassimilation ; si enfin cette admission, ce refus, ce rejet, cette élaboration dépendent de l'exercice ou des maladies des solides, comme le veut aussi la saine physiologie, à quoi se réduit donc la spontanéité supposée des altérations humorales du sang ? à rien. Que signifient aussi ces changemens de proportion et même de qualité de ce fluide et de ses matériaux immédiats ? Nulle autre chose qu'une affection de l'un ou de l'autre des solides qui, suivant les circonstances de leur santé ou de leur maladie, font naître, par la consommation, le rejet ou la mauvaise élaboration qu'ils en font, toutes les variations éprouvées par le fluide collecteur. Or c'est ce qu'annoncent tous les faits relatifs aux altérations humorales, ainsi et surtout que le beau mémoire de M. Hattin sur l'hémaleucose.

Nous nous arrêterons ici, et réserverons pour une autre lettre tout ce que nous avons à dire sur ce qui a rapport à la thérapeutique. Alors nous rechercherons quelles sont les indications qui naissent de chacune des classes dont se composent les nosologies de la Faculté de Paris, nous parlerons du défaut complet de généralités sur la thérapeutique, conséquemment de l'absence de toutes règles à suivre dans le traitement des maladies de l'une ou de l'autre classe ; du rôle que vient y jouer la nature médicatrice dont la Faculté reconnaît l'existence dans le malade , et de la contenance du médecin en sa présence. Nous dirons aussi quel est l'embarras dans lequel il se trouve avec l'expectation , commandée par cette nature prévoyante et conservatrice, sa figure contristée, et la singularité de ses moyens ; d'un autre côté sa crainte continuelle de voir son malade lui échapper, et par suite ses tentatives timides pour lui apporter des secours avec ses émolliens , ses évacuans et ses excitans divers , dont l'emploi lui laisse toujours la crainte de n'avoir pas deviné les tendances de sa nature. Entrant ensuite dans l'examen de la thérapeutique spéciale de cette Faculté, nous jetterons quelques réflexions sur la multitude de ses médications par sédation, par constrostimulation , et sur toutes les autres , dont aucune ne correspond aux classes nosologiques reconnues. Ces sujets , et plusieurs autres , dont je chercherai à vous égayer, car il n'en manque point ici , suffiront pour remplir une longue lettre, que je terminerai par rechercher de quelle nature peut-être le cours que M. Andral fait à la Faculté de Paris sur la thérapeutique générale.

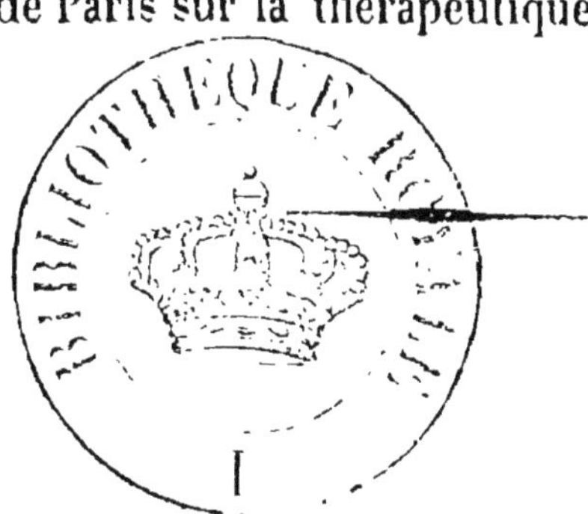

Saumur, imp. de PAUL GODET.

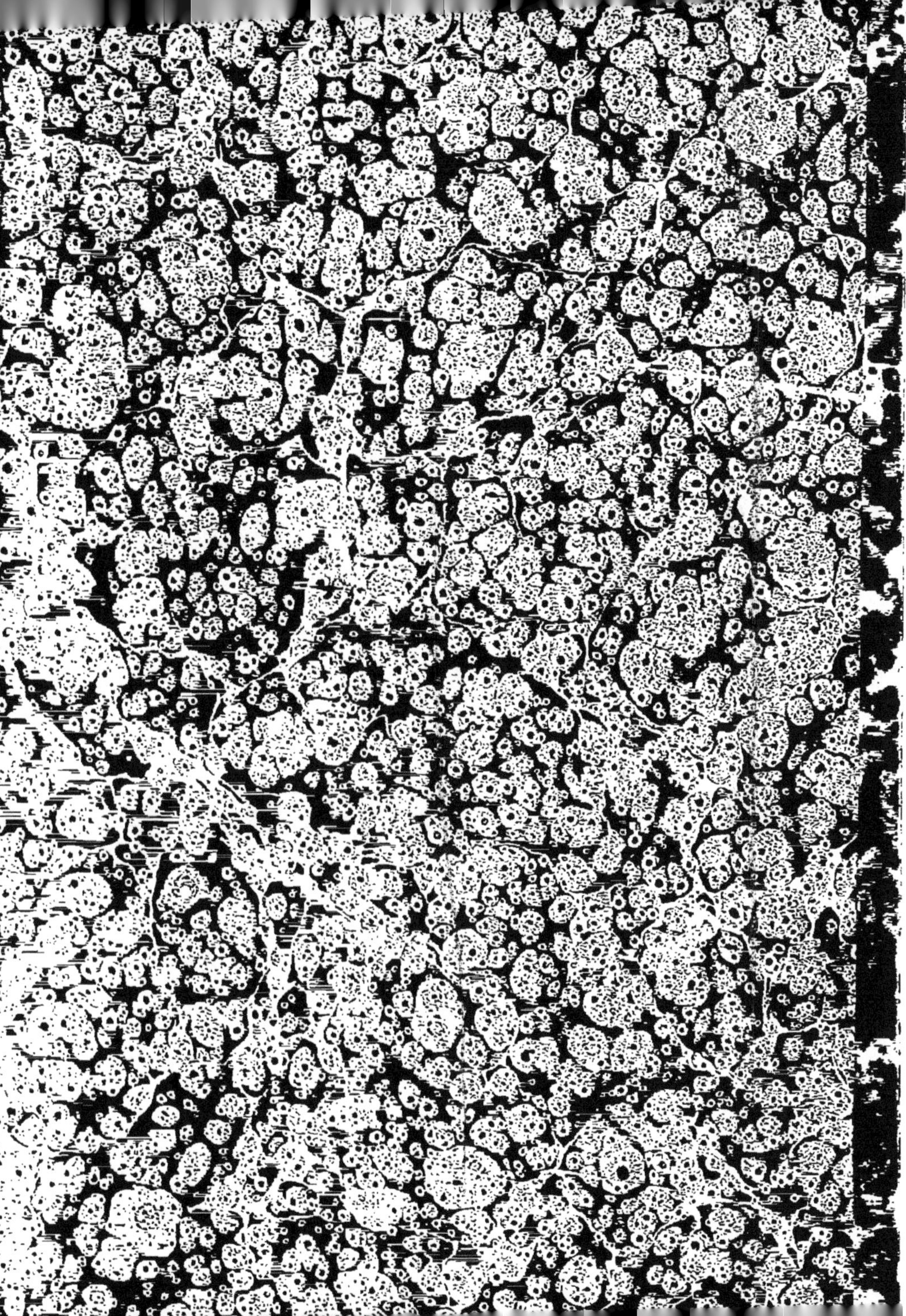